解説でわかる!

薬に頼らず
7日で
血管を変えて

血圧は下げられる

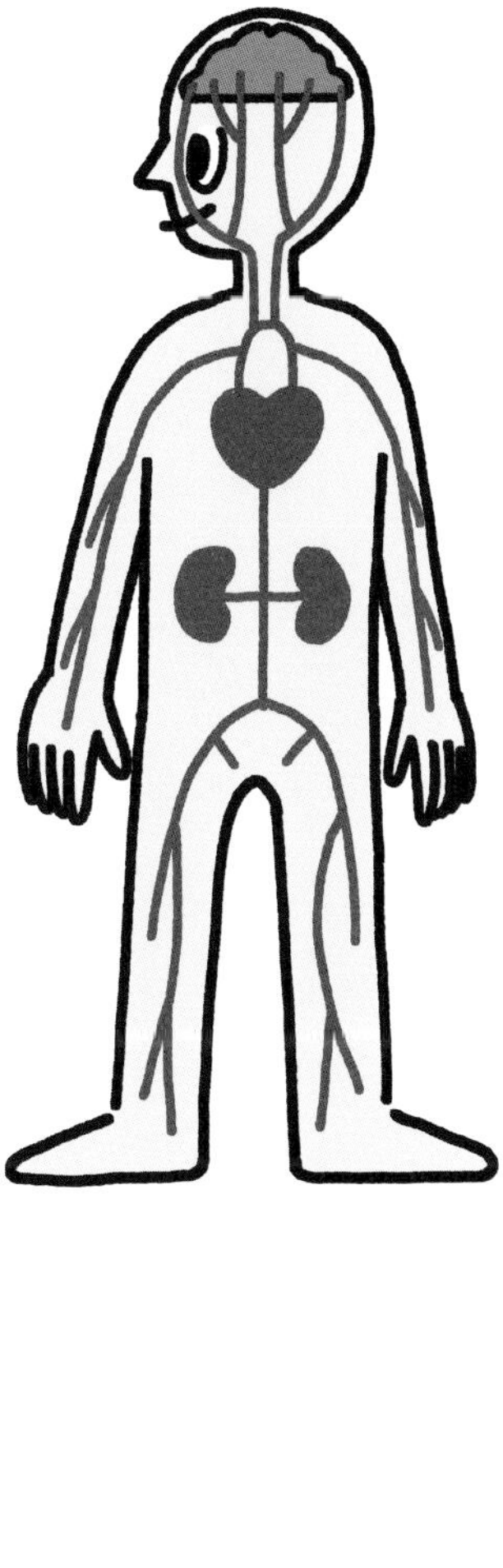

東京女子医科大学
高血圧・内分泌内科
教授
市原淳弘

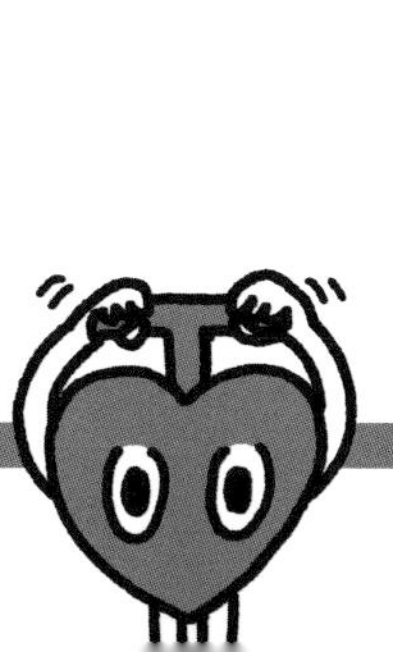

KADOKAWA

はじめに

まずは７日間、できることからトライしてみてください。そうすれば確実に体は変わり、一生薬いらずも可能です。

この本を手に取られた方は、「高血圧」の診断を受けた方、健康診断で「血圧高め」と注意を受けた方……など、血圧に不安を感じていらっしゃる方がほとんどだと思います。

現在、日本の高血圧人口は約４３００万人と推定されており、その割合は日本人の３人に１人。高血圧は、いまや生活習慣病の中で最も多い、紛れもない国民病です。

血圧は加齢とともに上がります。血管の老化によって血圧は高めにシフトするからです。それゆえ「いつの間にやら血圧高めに」ということは、誰にでも起こり得ます。だからといって、大したことはないと気楽に考えてしまうのはとても危険です。

血圧は、血管の状態を映し出してくれるバロメーター。血圧が高いということは、全身くまなく張り巡らされている血管を四六時中傷《いた》めつけているということです。高い血圧をそのままにしておいては、いずれ重篤な病気（脳卒中、心筋梗塞、腎不全、認知症、骨粗鬆症で骨折→寝たきり）になる可能性が極めて高いことを、自覚していただきたいと思います。

また高血圧を指摘されたということは、あなたの体の中で「ホルモンのバランスが変調を来し始めている」ということも覚えておいてください。私の専門である内分泌（ホルモン）の観点からみると、高血圧はホルモンバランスの乱れによる立派な「病気」です。

そのため私は、血圧の数値を単に薬で下げてしまえばよしとは考えておりません。私たちの体を制御する大切なホルモンの乱れをリセットしてこそ、病気としての高血圧と決別できるからです。その対策は、決して難しいものではありません。だから諦めないでください。

本書で紹介している対策のひとつひとつの効果は小さいものですが、それらを合わせて継続していけば、必ず目に見える効果が出てきます。早ければたったの7日間で血管内皮の機能は回復し始めます。血管内皮が回復すれば血流が改善し、それがさらに血管内皮の回復を促進させるという好循環を生むからです。

かつて、傷つき老化してしまった血管の再生は不可能と思われている時代がありました。そして、高血圧は薬と一生付き合ってコントロールしていくしかないとも考えられていました。

しかし現在では血圧は適切な生活習慣を続けることで下げることができ、さらにはある程度動脈硬化がすすんだ血管でさえも若返りが可能なことがわかってきています。

高血圧は治せる病気です。原因が特定できる二次性高血圧はもちろんですが、複数の原因が絡み合って生じる本態性高血圧でも、本書に記した生活習慣改善によって狂ったホルモンバランスをていねいに解きほどいていけば、血圧はゆっくりと下がっていきます。

ただし病気には鉄則があります。悪くなるのは一瞬。よくなるためにはかなりの時間を要します。7日間続けてよくなっても、次の1日さぼってしまったら、あっという間に振り出しに戻ってしまうでしょう。

「継続は力なり」です。ご自分のペースでよいですから、焦らず、諦めずに続けて、一生薬いらずの体を手に入れてください。

2021年3月

市原 淳弘

Contents

Part 3 血圧が下がり、血管が若返るチリツモ術

5年後10年後に後悔しないために今すぐ始めたい改善術！

Column

Intro

高血圧のキホン

そもそも"血圧"ってなに？

血圧は、栄養を運び老廃物を回収するための動力源

人は、収縮と拡張を繰り返す心臓のポンプ機能（拍動）によって血液を全身の血管へ送り出しています。血圧とは、血液が血管の壁を押す圧力のこと。血圧がないと血液は動かず、全身に循環しません。そのために血液が流れるところにはすべて血圧が生じます。

また私たちは約60兆個の細胞の集合体なので、そのひとつひとつに酸

24時間365日、心臓は年中無休で血液を送り出している

心臓は平均して1分で60〜90回拍動しています。平均値である70回で計算しても、1日に10万回以上です。拍動ごとに心臓は縮んだり（収縮）、広がったり（拡張）を繰り返しますが、その度に上下2つの血圧が生まれ、血液を全身に循環させています。

上の血圧

心臓が血管に最も強い圧力をかける時の値。正式には「収縮期血圧」。血液を送り出すために心臓が収縮し、血管内の血液量が増えているのに血管自体が広がらないために圧が上がっていることを示す数値。

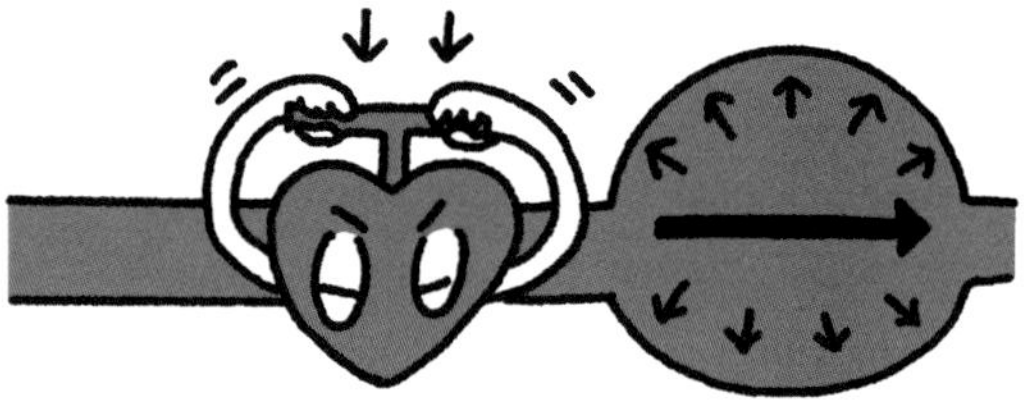

下の血圧

心臓が拡張している時に血管にかかる値。正式には「拡張期血圧」。心臓に血液が戻ってくるので血管内の血液量は減っているにもかかわらず、血管が柔軟性を失っているために縮まないことを示す数値。

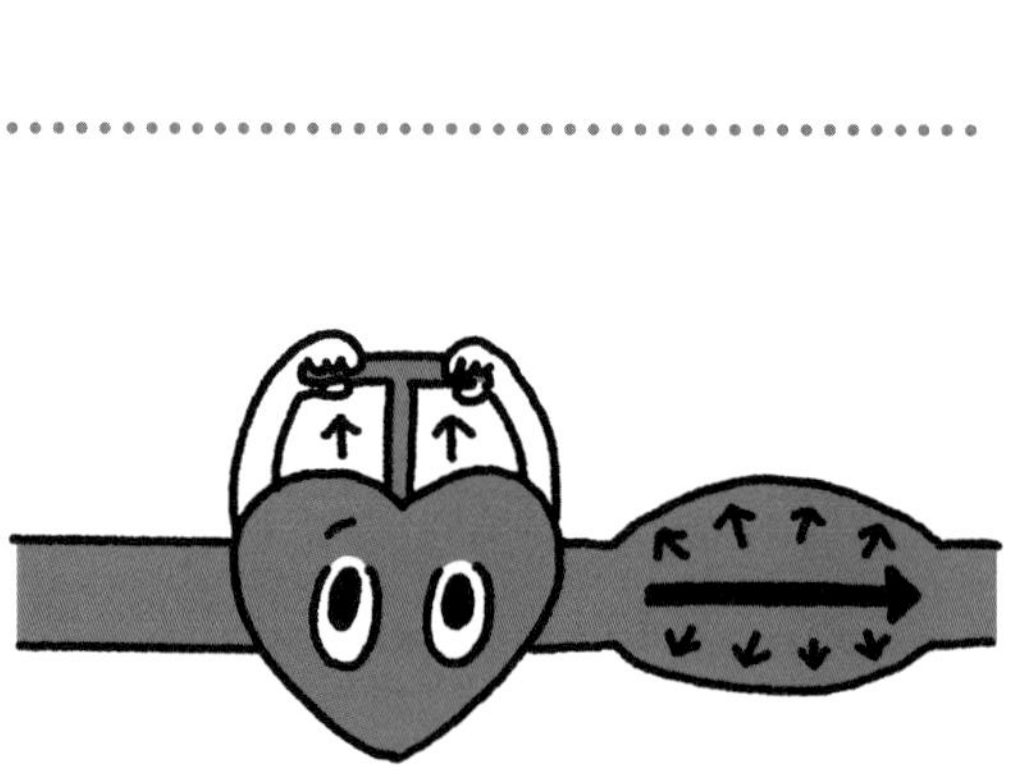

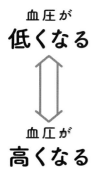

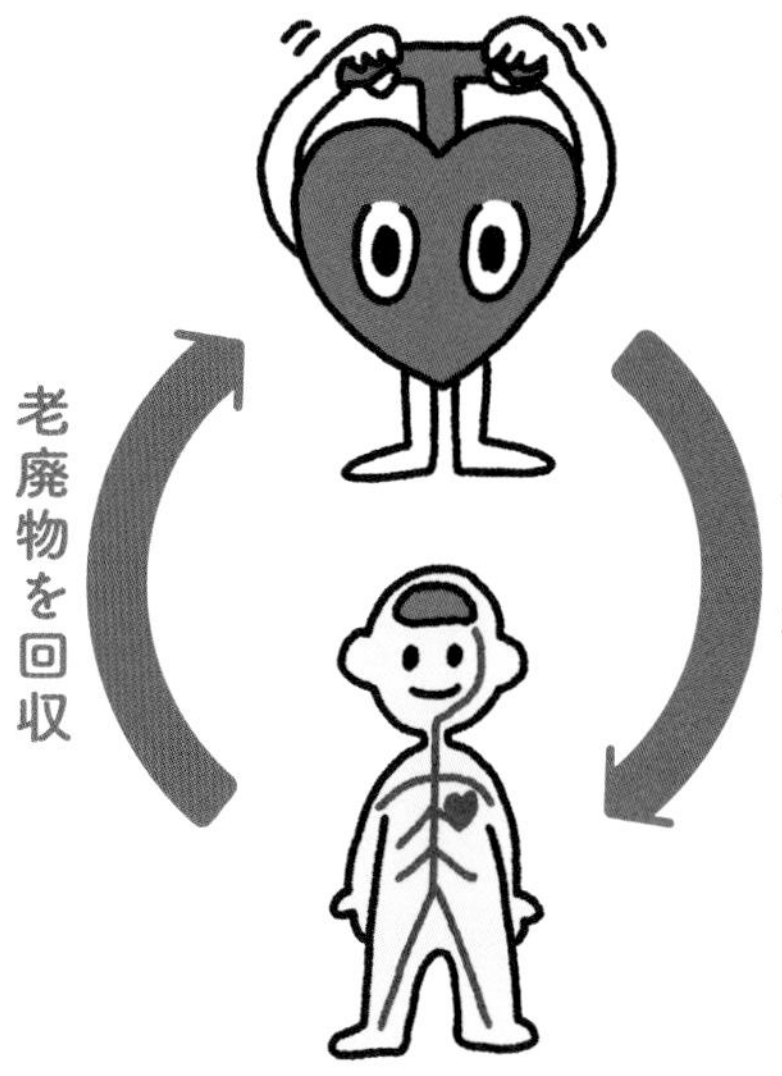

素と栄養を届けながら、細胞から出る老廃物を回収する必要があります。その運搬係が血液であり、その通り道となるのが血管です。

血圧は数値だけではイメージがわきませんが、「上の血圧×13・6」で、水に換算した場合の水圧値がわかります。例えば、血圧が正常値の120㎜Hgなら噴き上がる水の高さは1m63cmほど。高血圧の中でも高リスクの180㎜Hgでは2m45cmもの水を押し上げる圧力が血管の壁にかかっていることになります。

血圧を決める主な要因

血圧 ＝ 血液の流れやすさ × 心臓から出る血液の量

血圧の数値は、血液の流れやすさ（血管の柔軟性に比例）と、心臓から送り出される血液の量（血液全体のボリューム）によって決まります。

血圧が低くなる
⇕
血圧が高くなる

［血管の状態］

内腔が広い　血管が柔らかい

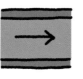

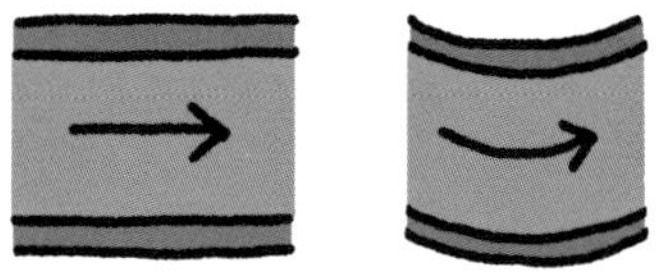

内腔が狭い　血管が硬い

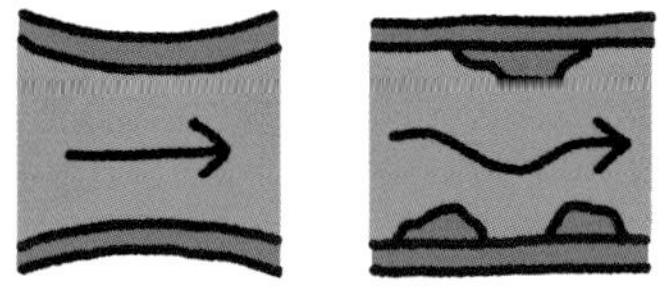

血管の状態により、血管壁にかかる圧力（血圧）は変化します。血管に柔軟性があると血管が広がりやすいため、血流に合わせて内腔が広がり、血液が通る際の圧力を逃がすことができます。

［心臓の状態］

心拍数が少ない　拍出量が少ない

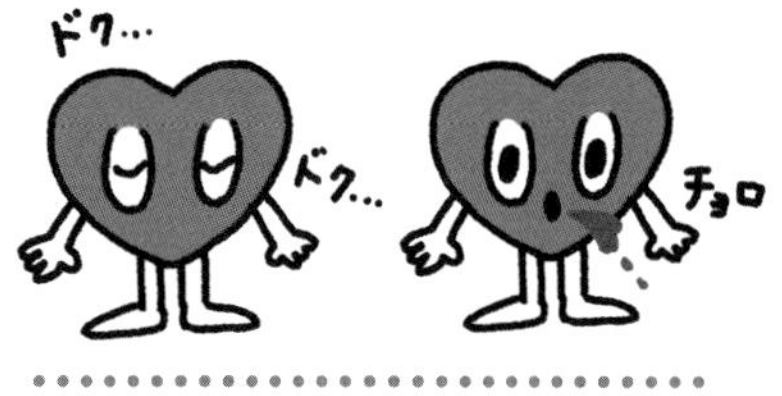

心拍数が多い　拍出量が多い

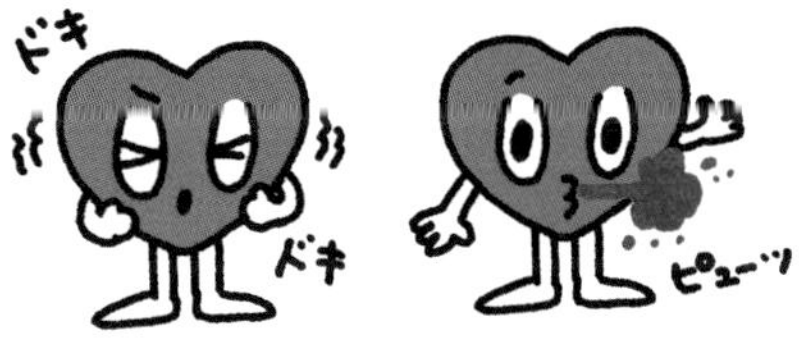

血圧は心臓が送り出す血液の量でも変化します。運動などで心拍数が高くなると血液循環量が多くなります。心拍数は自律神経に左右されるので、血液のボリュームは変わりやすいのです。

Intro

高血圧のキホン

“高血圧”って、どういうこと？

慢性的に、血圧が正常値よりも高いこと

血圧がなければ私たちは生きていけません。しかし高すぎるのは、血管の負担になります。高血圧は、常に血管にダメージを与え続けている状態だから危険なのです。「人は血管とともに老いる」といわれるように、血管の老化が進めば、全身の老化も進んでしまいます。高血圧を放置することは、老化を加速させているのです。

高血圧は国民病

国民の3人に1人が高血圧

現在日本国内の高血圧人口は、潜在的患者数を含めると約4300万人と推定されています。これは、国民の3人に1人。まさに国民病です。しかしこの中で適切な血圧コントロールができているのは1200万人程度。残りの3100万人の中には、治療しても目標の数値に達していない人はもちろんのこと、そもそも自分が高血圧かどうかも知らない人、知ってはいるものの放置している人がかなりの数に上ると見られています。

女性は閉経後75％が高血圧に!

更年期はエストロゲンの分泌が急激に変動します。エストロゲンには血管の収縮や老化を防いで血圧を下げる働きがあり、閉経後はこれが急激に減少するために75%もの女性が高血圧になっているといわれています。

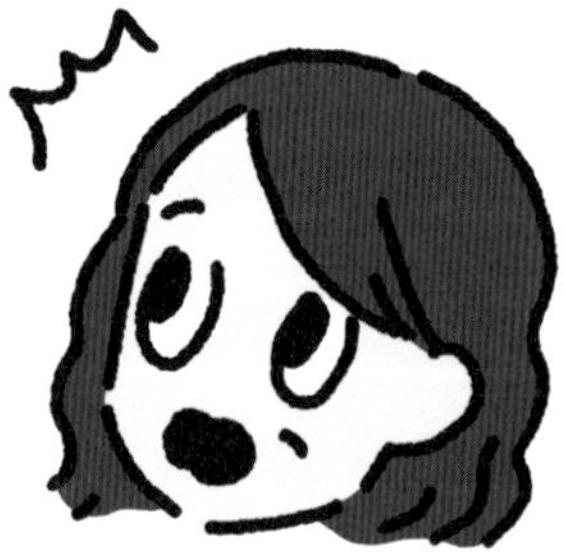

更年期を境に女性の高血圧者の数は一気に増加します。

血圧値の分類は6段階

日本における高血圧の基準値は時代とともに変わっています。現在、心臓や脳の血管が詰まることで起こる心筋梗塞、脳梗塞などの「血管事故」リスクが低く、安全ゾーンといわれている血圧は、120／80mmHg未満です。

※家庭血圧数値の場合は、すべて－（マイナス）5mmHgで評価してください。

高血圧と“診断”されるのは
診察室血圧が140/90mmHgを超えたら
家庭血圧が135/85mmHgを超えたら
130mmHg台は、
血圧高めで要注意！

ドクターゾーン

上180以上

上の血圧が180を超える人は、一刻も早く受診して治療を始めないと大変なことに！

イエローゾーン

上130-139

130台は高血圧とは診断されないものの、「血圧高めで血圧ケアが必要」なイエローゾーンとなります。そのため高血圧治療ガイドラインでは、正常とはいえない「高値血圧」と設定しています。健康診断などでこの値となると、医師から生活習慣の改善を促されるようになります。

安全ゾーン

120／80未満

120／80未満の場合が最も循環器系のリスクが低いために、正常血圧の中でも「至適血圧」といわれます。

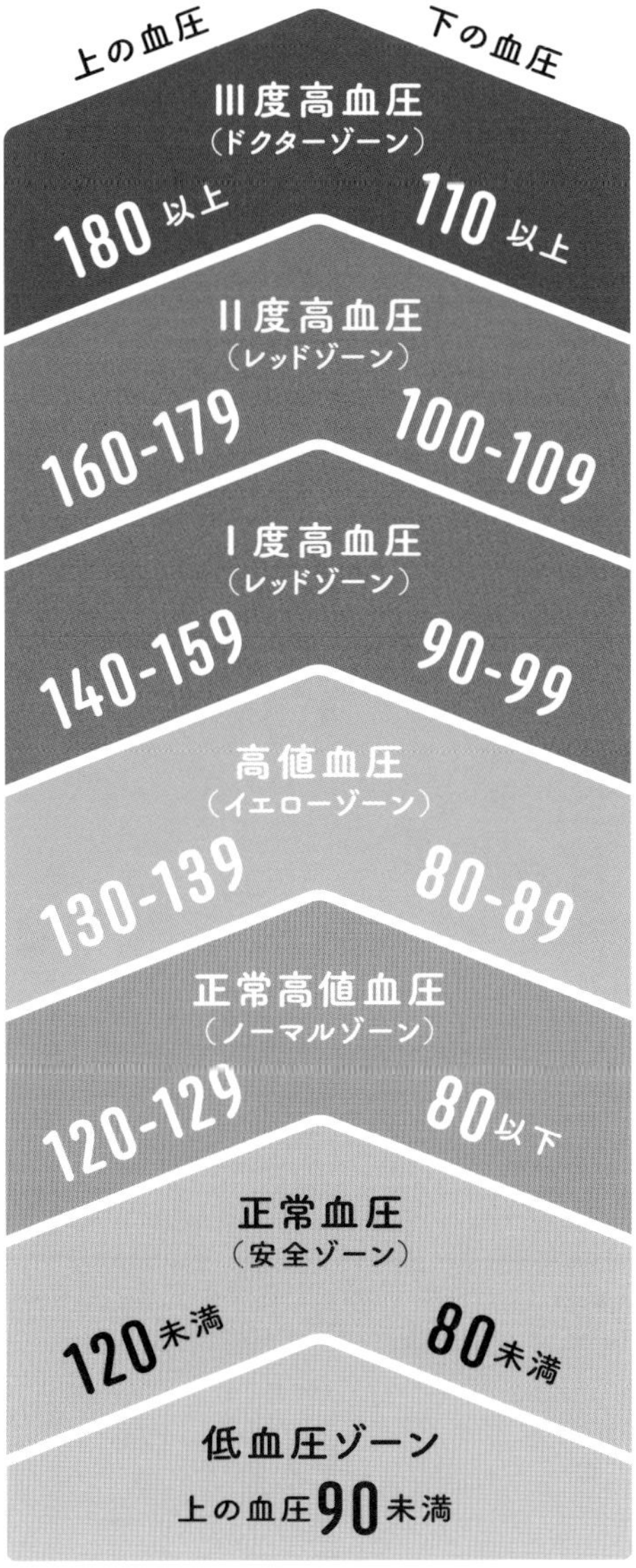

上の血圧
下の血圧
III度高血圧
（ドクターゾーン）
180以上
110以上
II度高血圧
（レッドゾーン）
160-179
100-109
I度高血圧
（レッドゾーン）
140-159
90-99
高値血圧
（イエローゾーン）
130-139
80-89
正常高値血圧
（ノーマルゾーン）
120-129
80以下
正常血圧
（安全ゾーン）
120未満
80未満
低血圧ゾーン
上の血圧90未満

レッドゾーン

上140以上-179

上の血圧と下の血圧のどちらか一方、または両方が基準値以上の人は治療が必要な高血圧です。

ノーマルゾーン

上120-129

正常血圧の範囲ではあるものの、120／80を超えると、動脈硬化のリスクや腎臓病のリスクが上がってきます。どちらか一方でも基準値を超えるようならば生活習慣の見直しを図りましょう。

低血圧ゾーン

血圧が低ければいいというわけではありません。低血圧は全身に酸素や栄養が巡りづらい状態のため、脳貧血や体調不良を起こしがちです。

Intro
高血圧のキホン

高血圧を放置すると、こんなリスクが！

沈黙の殺人者〝高血圧〟の体への影響は、こんなにも深刻

高血圧は「サイレントキラー（沈黙の殺人者）」と呼ばれます。それは高血圧が知らず知らずのうちにさまざまな病気を引き起こしてしまうからにほかなりません。そして高血圧を見過ごしてしまう最大の理由は、「自覚症状がほとんどない」ためです。

高血圧の代表的な症状は、頭痛、めまい、肩こり、動悸、息切れ……などですが、これらの症状は、疲労やちょっとした体調不良などでもよく起こるために、つい見過ごしてしまいがち。健康診断などで「血圧が高め」といわれても、目に見える不調がないと、すぐに対策を始める人は少数派です。しかし血圧が高くなればなるほど血管へのダメージは大きくなり、さらに脳卒中などの血管障害へのリスクが高まります。高血圧は5年後10年後に起こるかもしれない深刻な病気の前ぶれです。病気になってから後悔しないためにも今から「血圧ケア」を始めましょう。

高血圧 Report 1

高血圧が原因で起こりやすい死にも直結しかねない主な病気

脳血管障害
- 脳卒中（脳梗塞・脳出血）
- 脳血管性認知症
- くも膜下出血

腎臓病
- 腎不全
- 腎硬化症

大動脈
- 大動脈瘤
- 大動脈解離

心臓病
- 心筋梗塞
- 狭心症
- 心肥大
- 心不全

怖い高血圧の影響力

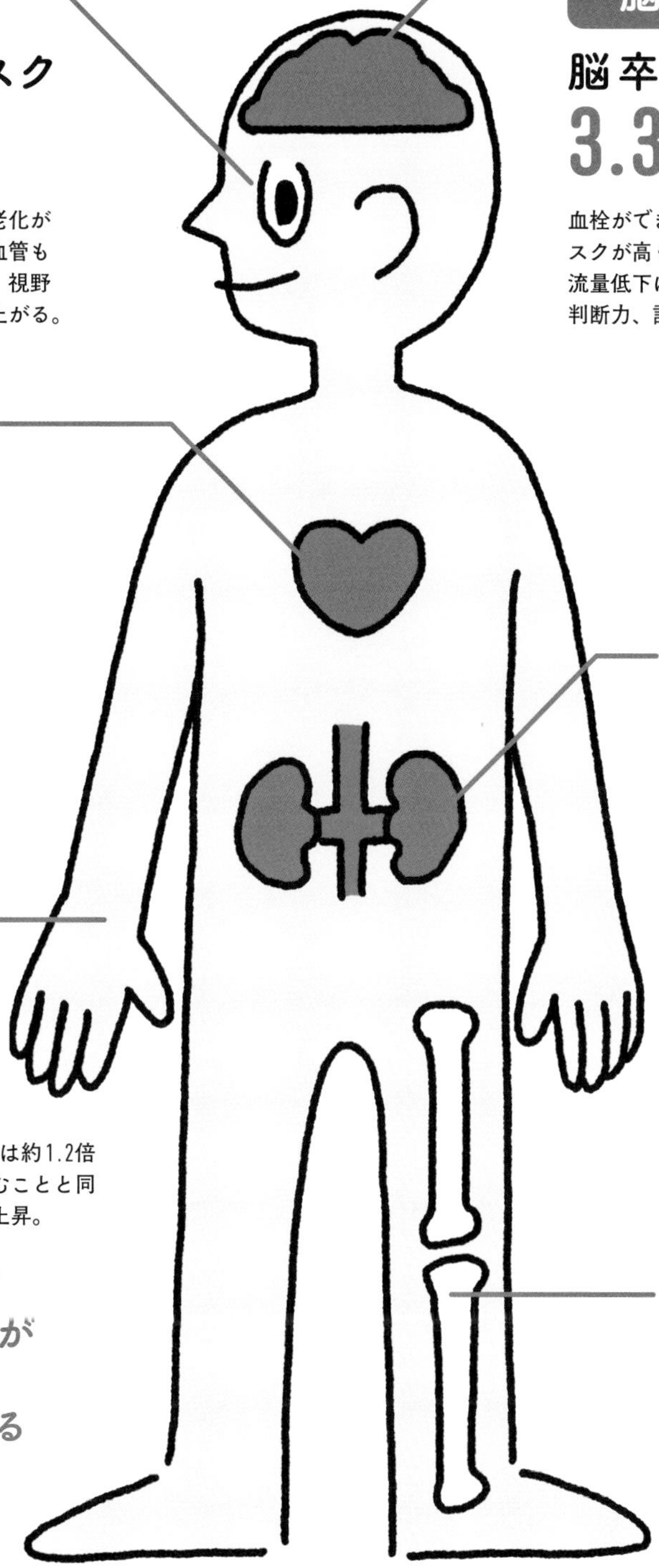

目

緑内障リスク

10.5倍

高血圧により血管の老化が進むと、網膜の毛細血管も硬化して血流が低下。視野が狭くなるリスクが上がる。

脳

脳卒中リスク

3.3倍以上

血栓ができやすく脳卒中リスクが高くなる。脳への血流量低下に伴い、思考力、判断力、計算力も落ちる。

心臓

心臓疾患リスク

8倍以上

心臓への負担が増すため、心筋梗塞は2.1から2.3倍。さらにそこに肥満が重なると8倍に急上昇！

腎臓

腎不全リスク

1.9倍

血管が硬くなり内腔が狭くなることで、腎臓へ流れる血流量が減少。血液ろ過機能が悪化してしまう。

血管

高血圧になると約1.2倍血管が硬くなる

正常な人に比べて血管の硬さは約1.2倍に。これは動脈硬化が早く進むことと同義で、死亡リスクも比例して上昇。

高血圧を放っておくと毛細血管がテニスコート1面分も消失する

高血圧を放っておくと毛細血管にまで十分な血液が行き届かなくなるために、血液の流れていない「ゴースト血管」が増加。手足の毛細血管のゴースト化は、全身の血管の10％の消失に当たる。

骨

骨粗しょう症リスク

1.16倍

骨の内部にある血管が硬くなると、栄養が行き渡らなくなり、骨自体がもろくなって骨折リスクが上がる。

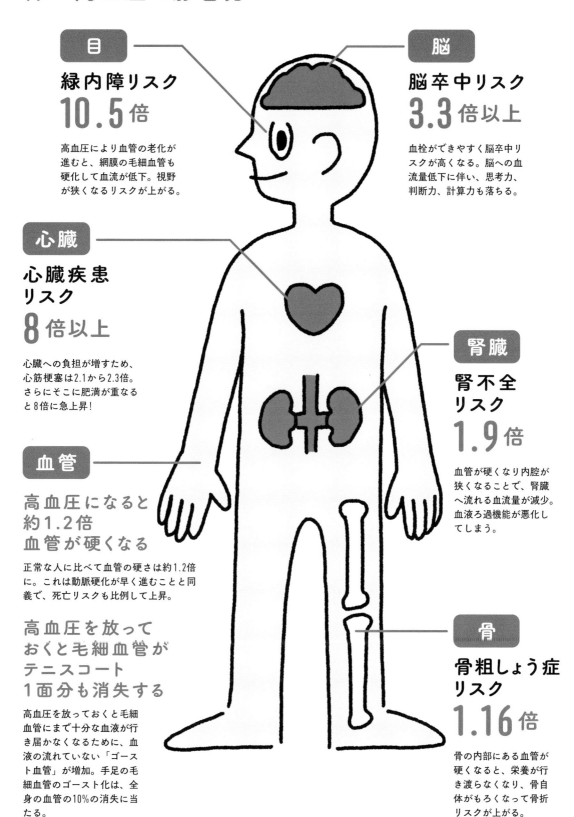

Intro

高血圧のキホン

正しい血圧の測り方

高血圧が気になり始めたら、自宅でも血圧を測る習慣を

血圧は、病院を受診した時、健康診断の時くらいしか測ったことがない……という人も少なくないかもしれません。しかし、年に1度程度の測定では、目安とはなっても正確な状況把握はできません。現在、高血圧治療ガイドラインでは、「診察室血圧と家庭血圧の間で差がある場合、家庭血圧による診断を優先する」となっており、家庭での血圧数値を重視しています。

実は血圧には、病院などの検査では緊張してしまい、いつもより高めになる「白衣高血圧」や、逆に病院では見つかりにくい「仮面高血圧」などもあります（下記参照）。そこで、家庭での血圧測定が推奨されているのです。家庭での血圧測定は、上腕（二の腕）において正しい姿勢で行い、記録しておくことが重要です。また家庭血圧測定器は病院で測定するものよりも血圧値が低めに出るので、11ページでの血圧値分類は、上下ともマイナス5㎜Hgで評価しましょう。

高血圧 Report 2

病院では見つかりにくい、隠れ高血圧もある

病院では正常なのに家庭での血圧が高くなってしまう仮面高血圧は、見つかりにくく、脳卒中や心筋梗塞を引き起こしやすくなるので注意が必要です。

早朝高血圧

一般的に血圧は、早朝から活動に備えて少しずつ上昇します。ところが、一気に危険レベルまで急上昇するのがこのタイプ。発見するには、起床してから1時間以内の血圧測定が大事になってきます。

夜間高血圧

一般的に血圧は、睡眠中は低下するもの。このタイプは睡眠中も高い血圧が続き、血管や心臓への負担が大きいのが特徴です。肥満や糖尿病、睡眠時無呼吸症候群との関連が指摘されています。

血圧の測り方のポイント

POINT 1

朝晩きまった時間に

血圧は、朝晩決まった時間帯に、2回以上測定し、平均値をとるのがお勧めです。また上に乗れば正しい数値が出てくる体重計とは違い、血圧計は測り方によって数値がブレる場合が多いもの。正しく測ることが大切です。

起床後1時間以内

- 排尿後
- 朝食前
- 服薬前
（降圧剤を飲んでいる場合）
- 1～2分安静にしてから

就寝前

- 入浴後1時間以上は時間をあけて
- 血圧を測る直前のたばこ、アルコールは避ける
- 1～2分安静にしてから

POINT 2

リラックスした状態で

血圧は興奮したり緊張したりするだけでも上がってしまうために、リラックスした状態で測ります。またスマホを見ながらや、おしゃべりをしながらの測定も厳禁です。

POINT 3

適度な室温で

寒い冬の室温や、暑い夏に効きすぎた冷房の中にいると血管がキュッと縮んでしまい血圧が上がりがちです。一年を通してだいたい室温20℃を目安に一定に保つ工夫をしましょう。

POINT 4

正しい姿勢で

背もたれつきの椅子に座ってリラックスした状態で測ります。血圧計の高さを心臓の高さと同じくらいにし、ひじはテーブルに、手のひらは上向きに。両足は床につけましょう。

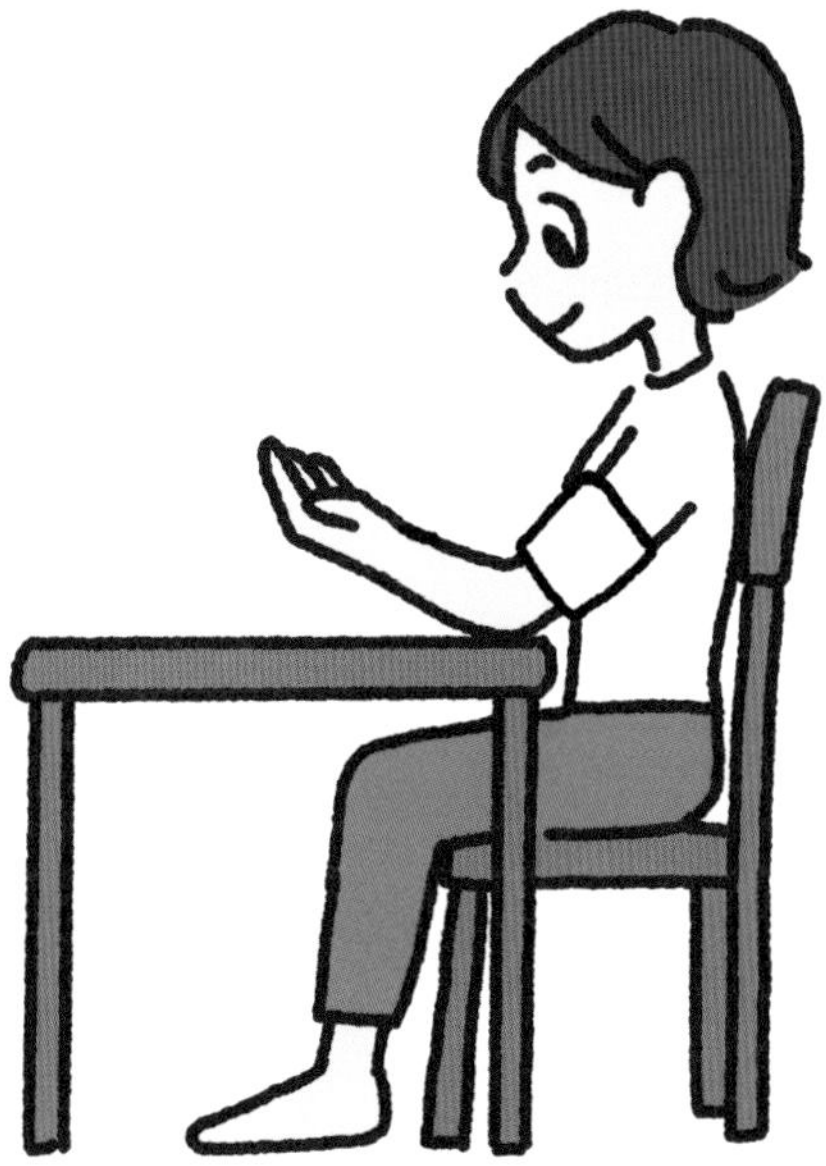

上腕式血圧計の場合は、心臓の高さと同じ位置につけましょう。

高血圧 Report ❸

上と下の血圧の差、「脈圧」は意外と見過ごしがち

脈圧が大きいほど心臓発作リスクが高い

血圧測定で見過ごしがちなのが、上と下の血圧の差である脈圧です。ある追跡調査によると、脈圧が59mmHg以上の人が血管の病気によって死亡する率は30%。42mmHg未満だと18%でした。脈圧が大きいほど血管事故リスクは高くなるということです。

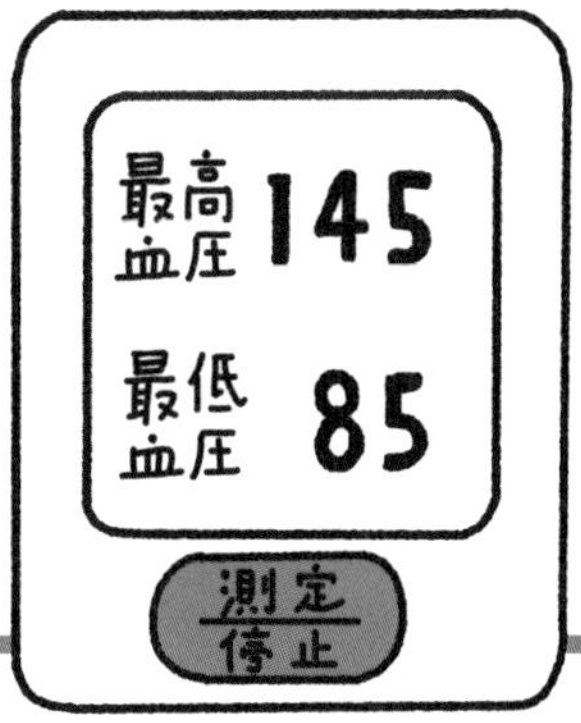

Column 1

高血圧は医学的に2つに分類できる

自分の高血圧タイプが、本態性か二次性かを知ることはとても重要

高血圧は、大きく分けて「本態性高血圧（一次性）」と「二次性高血圧」に分けられます。高血圧全体の80～90％を占めるのが本態性高血圧で、残りの二次性高血圧は、腎臓病やホルモンの病気など、なんらかの病気が引き金となって起こる高血圧です。高血圧は生活習慣病の一種なので、生活習慣を正すことで改善していきますが、それは本態性高血圧のみ。二次性は原因の根本である病気を治さないと決して治りません。逆をいえば、原因となる病気さえ治してしまえばピタリと治る高血圧ということになります。この本で紹介している多くの血圧対策（60ページ～）は本態性高血圧のためのものです。自分が本態性か二次性か見極めるために、まずは病院を受診してみることがとても大切です。

10～20％

二次性高血圧

原因が明らかで、治療が大前提。若くして高血圧の人に多い

病気が引き金になって起こる高血圧で、35歳以下で発症する高血圧では、4人に1人が二次性高血圧だといわれています。

- 腎実質性高血圧（血液をろ過して尿をつくる部分の異常が原因）
- 腎血管性高血圧（腎臓に血液を配給する動脈の狭窄が原因）
- 血管性高血圧（太い血管の疾患が原因）
- 内分泌性高血圧（ホルモンの分泌異常が原因）
- 薬剤性高血圧など

80～90％

本態性高血圧（一次性高血圧）

いろいろな要素が絡み合う。生活習慣の改善で治せる

本態性は、加齢プラス悪しき生活習慣が絡み合うことで引き起こされますが、生活習慣を改めることで改善できます。

原因

- 加齢　● 運動不足　● 喫煙
- 過度な飲酒　● 性格
- 血液の状態（ドロドロ、ネバネバ血液）
- 怒り（ストレス）　● 花粉症
- 固い食べもの　● 肥満　● 塩分
- 睡眠不足　など

Part 1

血圧の数値は今のあなたの血管の状態

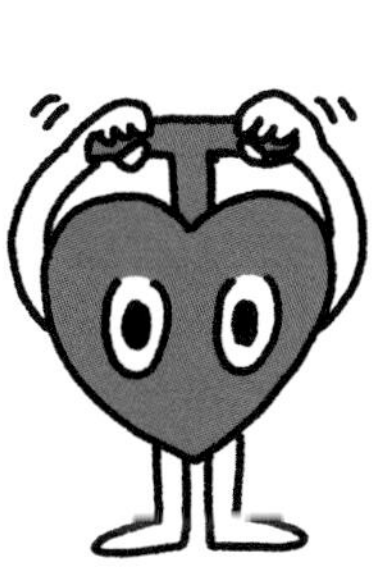

加齢とともに血圧は上がっていくもの。
しかし、血管の改善の兆しは
7日目から出る

1 血圧は常に変化している

血圧は季節や行動、感情などでコロコロと変化します。例えば冬には平均して夏より10㎜Hg程度上昇。上がったり下がったりは普通のこと。慢性的に高いのがNGなのです。

行動や感情に合わせて変動するのが血圧

血圧は一定ではありません。喜怒哀楽や行動に合わせて常に変化します。血圧が変わらないということは、寝たきりで、何も考えていない、感情もないような場合だけ。また私たちは、ほぼ24時間の周期で体内環境を積極的に変化させる「サーカディアンリズム（体内時計による概日リズム）」を持っています。体温やホルモン分泌など体の基本的な機能は、体内時計と連動した「自律

サーカディアンリズムに即した基本的な血圧リズム

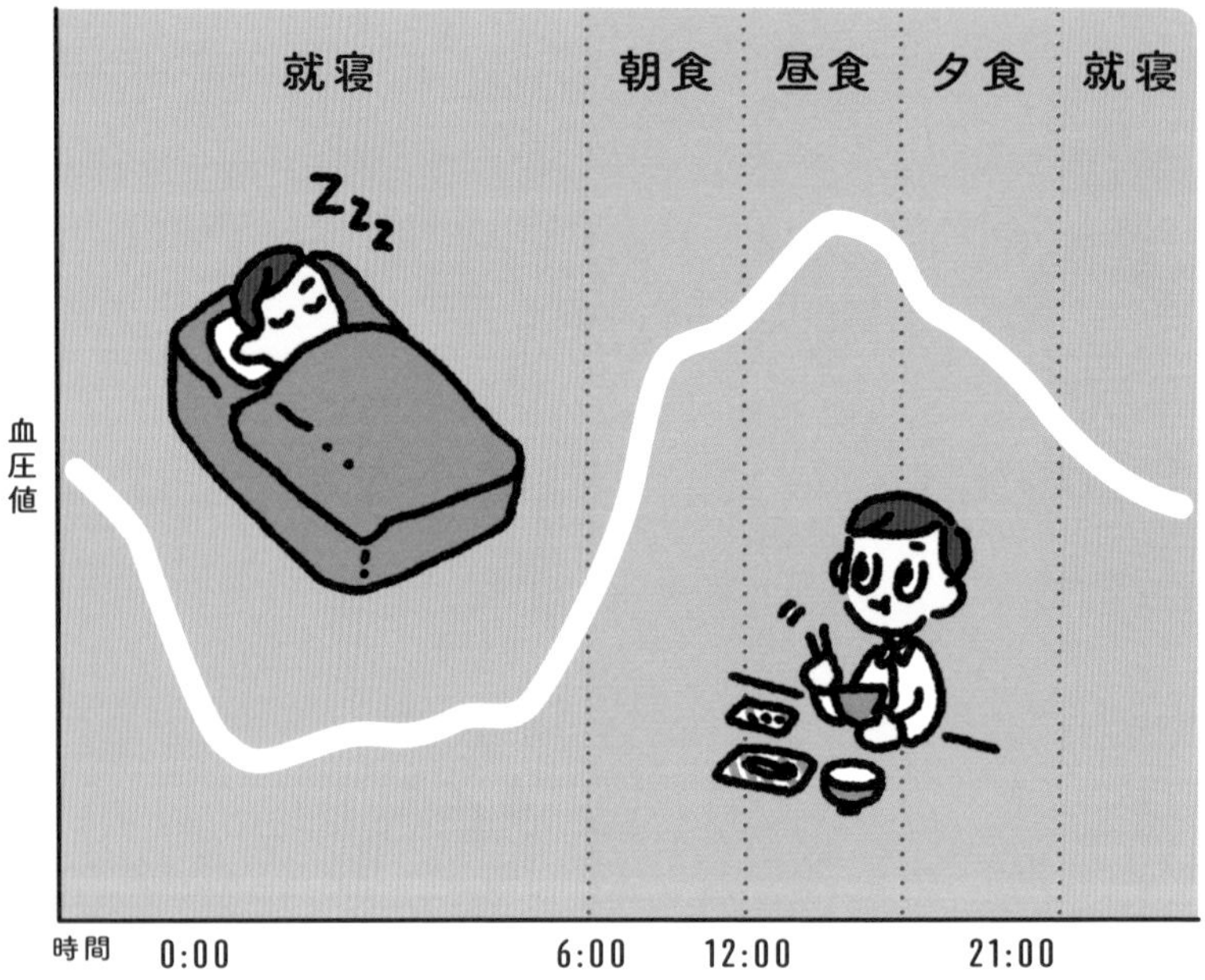

体内時計に連動した1日の基本的なリズムでは、血圧は起床前、空が明るくなるころから徐々に上がりだし、起床とともに急上昇します。そして日中の活動が活発になる時間にピークを迎え、夕方から夜にかけて徐々に下がっていくカーブをたどります。

血圧が一番低いのは、体を休めている睡眠中です。これが人間の生理に最も即した血圧リズム。このリズムを大幅に変えてしまうような生活は、体にとっての負担になります。

神経」によってある程度制御されており、血圧も、このリズムからの影響を受けています。

血圧が上がっても、スグに戻るのであれば問題ない

例えば夜寝る前には、上の血圧は100㎜Hgくらいにまで下がります。日中活動していて興奮した時などには160㎜Hgを超えることも。これは一瞬のことです。瞬間、瞬間であれば、生活の範囲内の変動であり、問題ありません。興奮したとしても気持ちが落ち着けば元に戻ります。血管に柔軟性があれば、拡張したり収縮したりして、血管も血圧を調整するように働くからです。

しかし加齢とともに血管が老化して硬くなってしまうと、血管による血圧調整機能が働かなくなります。血圧の変化が激しすぎると全身への負担が大きくなります。

血圧は、こんなことで上下します

血圧を上げる

季節・温度

冬
気温が低い

1日の日内変動以外に季節変動もあり、寒暖差によって変わります。秋から冬にかけて気温が低下する時期は血管が収縮しやすく、血圧は高くなりやすいのです。

感情

興奮・怒り
ストレス

血圧は精神状態でも上下します。興奮したり怒ったりストレスを感じると、血管が一気に収縮し、血圧も上昇。感情的になると血圧が上がりやすくなります。

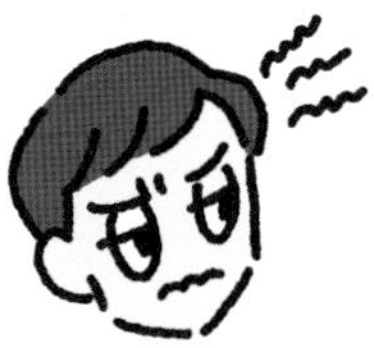

行動

激しい動き
トイレで大便

電車に乗り遅れそうでダッシュして動悸がしている時は血圧急上昇中です。また力を一気に入れたり、いきんだりも血圧を上げます。

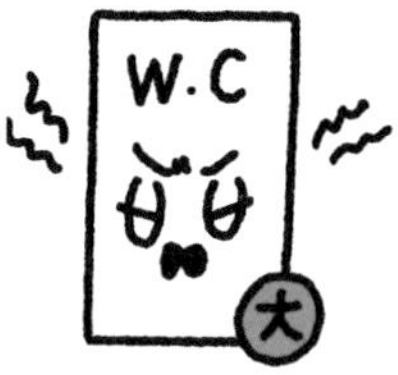

血圧を下げる

季節・温度

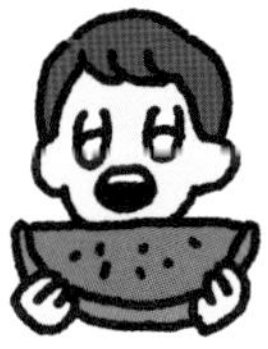

夏
気温が高い

暖かい春から夏の暑い時期は、気温とともに体温が上昇しやすくなり、体内の熱を逃がすために血管が拡張し、血圧が下がりやすくなります。

感情

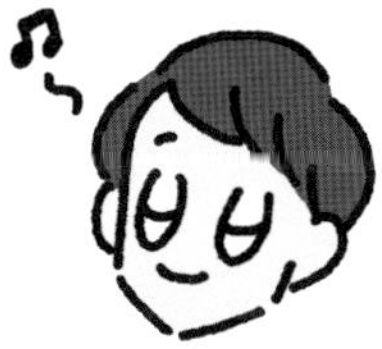

リラックス
笑う

怒りや興奮で血圧が上がった時には気を落ち着けてリラックスすれば血圧は下がります。血圧が上がりそうなことが起こったら笑顔を作るだけでも抑えられます。

行動

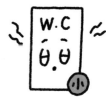

ゆっくり動く
トイレで小用

激しい運動は血圧を上げますが、ヨガなど緩やかな動きは逆に血圧を下げてくれます。また同じトイレでも小用は血圧を下げます。あくびでも血圧が下がります。

2 加齢とともに下の血圧が低くなる

年齢とともに体のどの部分も経年劣化していきます。血管も、目には見えないもののゆっくりと老化が進行。年を重ねるごとに誰しも、高血圧リスクが高くなっていくのです。

一方で、上の血圧は自然に上がりやすくなる

年齢を重ねるごとに血圧が高くなる一番の理由は、加齢に伴って血管の柔軟性が失われるためです。赤ちゃんの血管は、とてもしなやかで弾力に富んでいます。そのために血管の拡張・収縮の差が大きく、血流量が多い場合は血管を広げ、血管壁にかかる圧力を上手に逃がせます。しかし加齢とともに肌や髪などと同様、血管も老化します。しなやかだった血管は徐々に硬くなり、柔

加齢とともに避けられないリスク

1 血管の経年劣化による柔軟性の低下

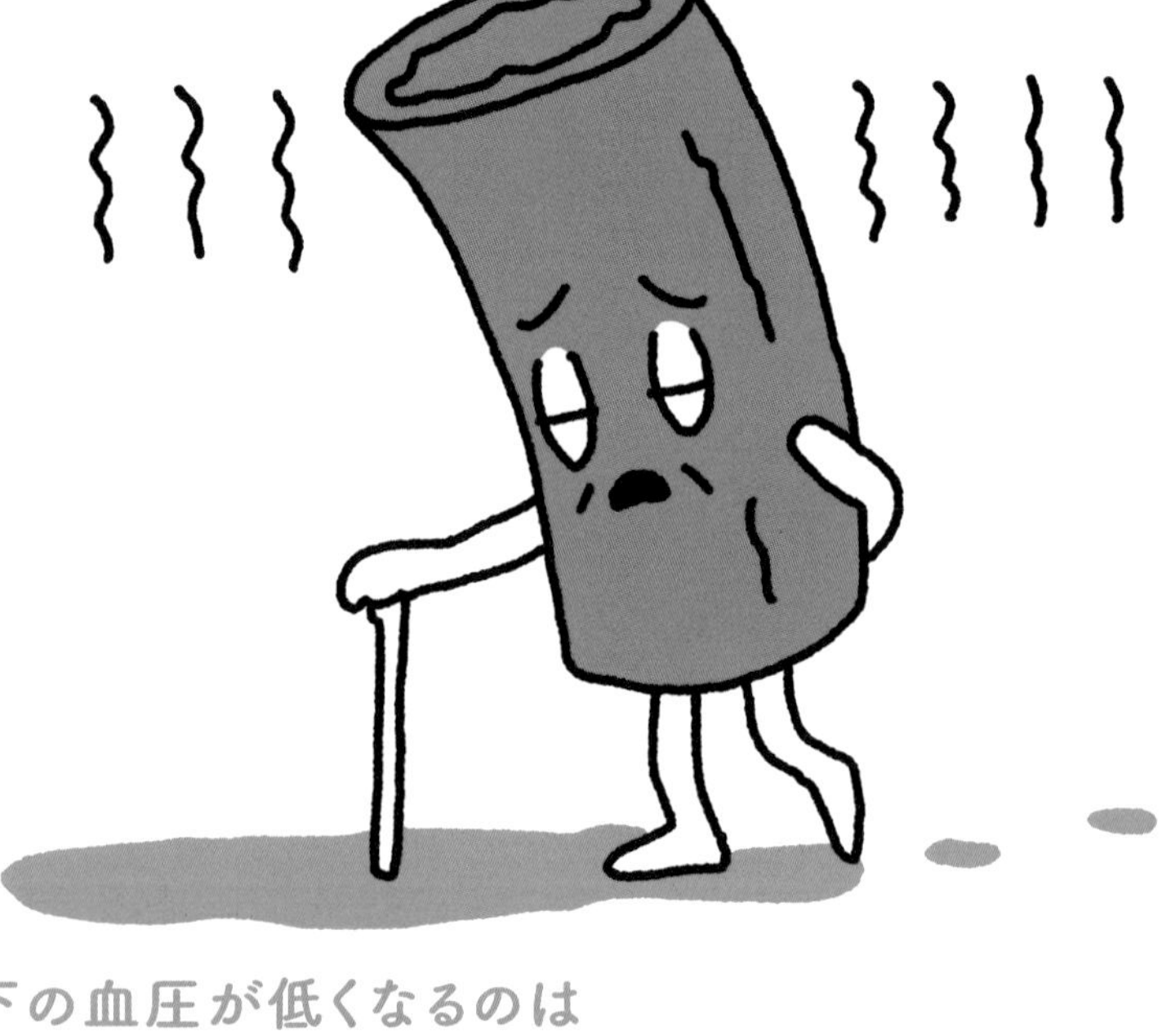

下の血圧が低くなるのは血管の柔軟性が低下してきたサイン

24時間休むことなく血圧にさらされている血管は、年齢が上がるだけで硬くなっていきます。硬くなった血管は柔軟性がないため、心臓が拡張する時に元に戻ることができず、血管の内圧が下がります。これが加齢とともに「下の血圧」が下がる原因のひとつです。

軟性が低下。当然、血管は収縮したままで広がりにくくなります。血液の圧力を四六時中、ダイレクトに血管が受けてしまうことになるのです。

血管老化の進行度合いは「脈圧」で、予想できる

血圧には、上と下の血圧がありますが、その差を「脈圧」といいます(15ページ参照)。血管の老化が進むとしなやかさが失われ血管が硬くなることは説明しました。しかし、目に見えてわかるものではないので、なかなか実感がわきません。

その目安となるのが脈圧です。若い血管は、上の血圧が低く、下の血圧が高めになります。老化した血管はその逆で、上が高くなり、下が低くなりがちです。脈圧の正常値は、40から60で、ベストは40。脈圧の値が大きくなってきたら、血管老化が始まったと考えるといいでしょう。

2 女性ホルモンの低下

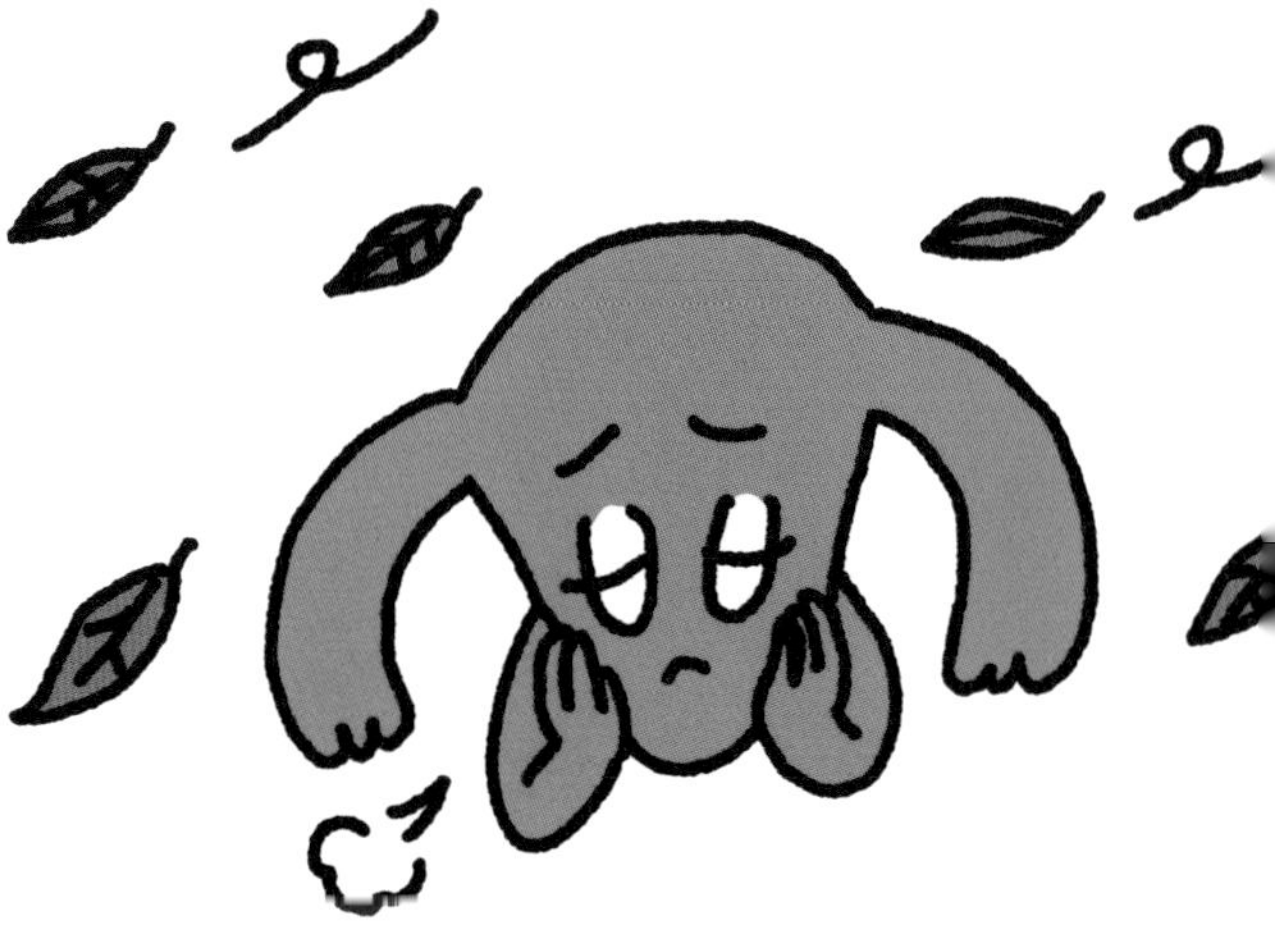

血管の柔軟性を保つ女性ホルモンは、更年期を境に減少

女性ホルモンであるエストロゲンには、血管の収縮や老化を防ぐ働きがあります。更年期以降の女性は、一気に高血圧のリスクが高くなります。

3 自律神経の乱れ

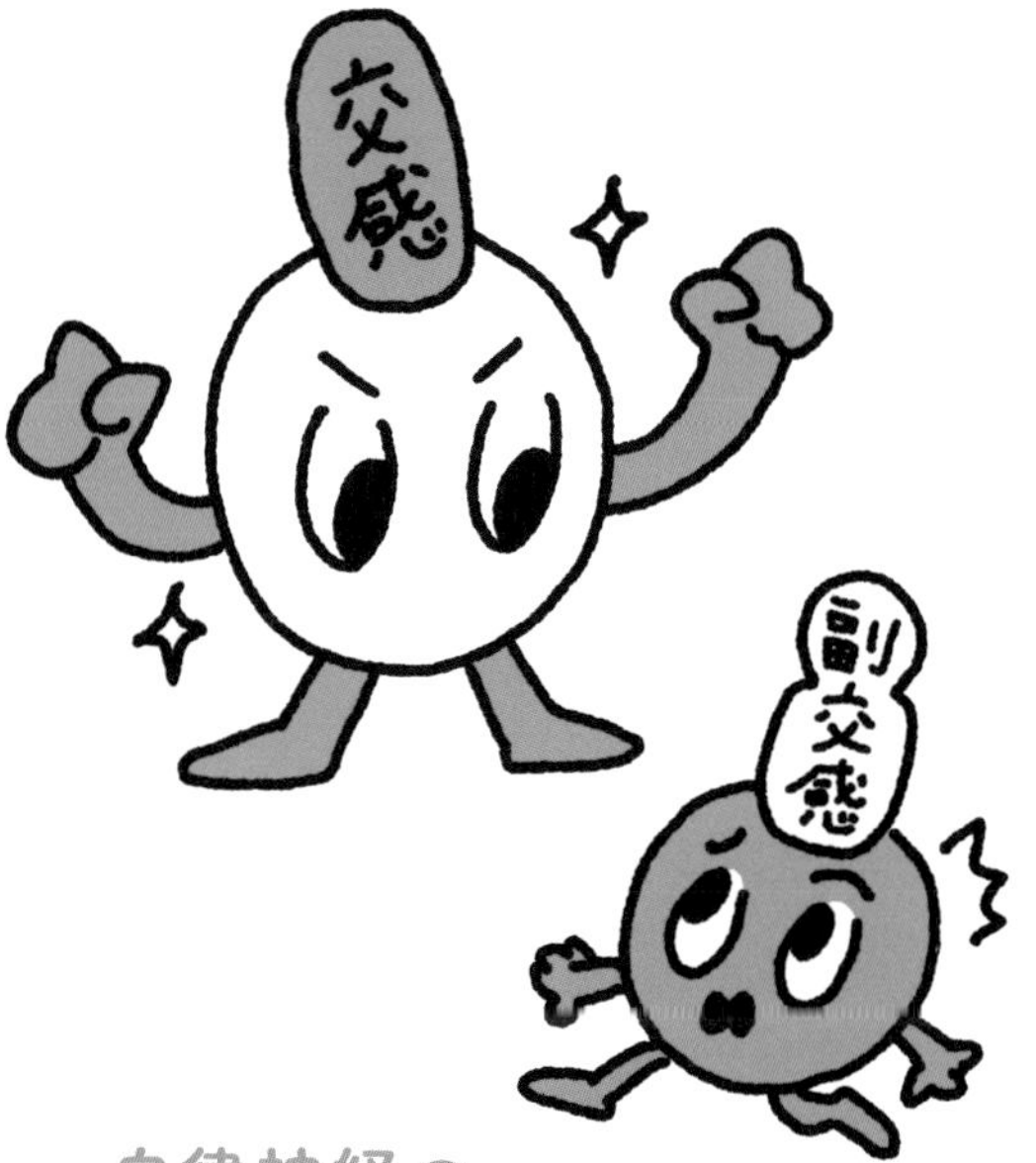

自律神経の働きのピークは10代。加齢とともにどんどん低下

交感神経は血圧を上げる方向に、副交感神経は下げる方向に働きます。しかし加齢とともにバランスが崩れ交感神経優位になることで血圧が上がり始めます。

3 40代以降の女性は、リスクが急上昇

更年期以降の女性が高血圧になりやすいことは、あまり知られていません。そのため、不定愁訴で病院を受診して初めて自分の高血圧に気づくというパターンが少なくないのです。

生まれて初めて血圧が高くなって驚く人も

一般的にみて、女性と男性では、女性のほうが血圧が低めです。そのために高血圧は男性の病気という認識の女性が多いのですが、実は、更年期以降の女性は、むしろ男性よりも高血圧のリスクが高くなります。女性ホルモンのひとつであるエストロゲンが、肌や髪の毛の健康や、骨粗しょう症予防に貢献しているということは広く知られていますが、血管や血液の健康にも欠かせないホル

更年期高血圧で悩む人はこんなにも

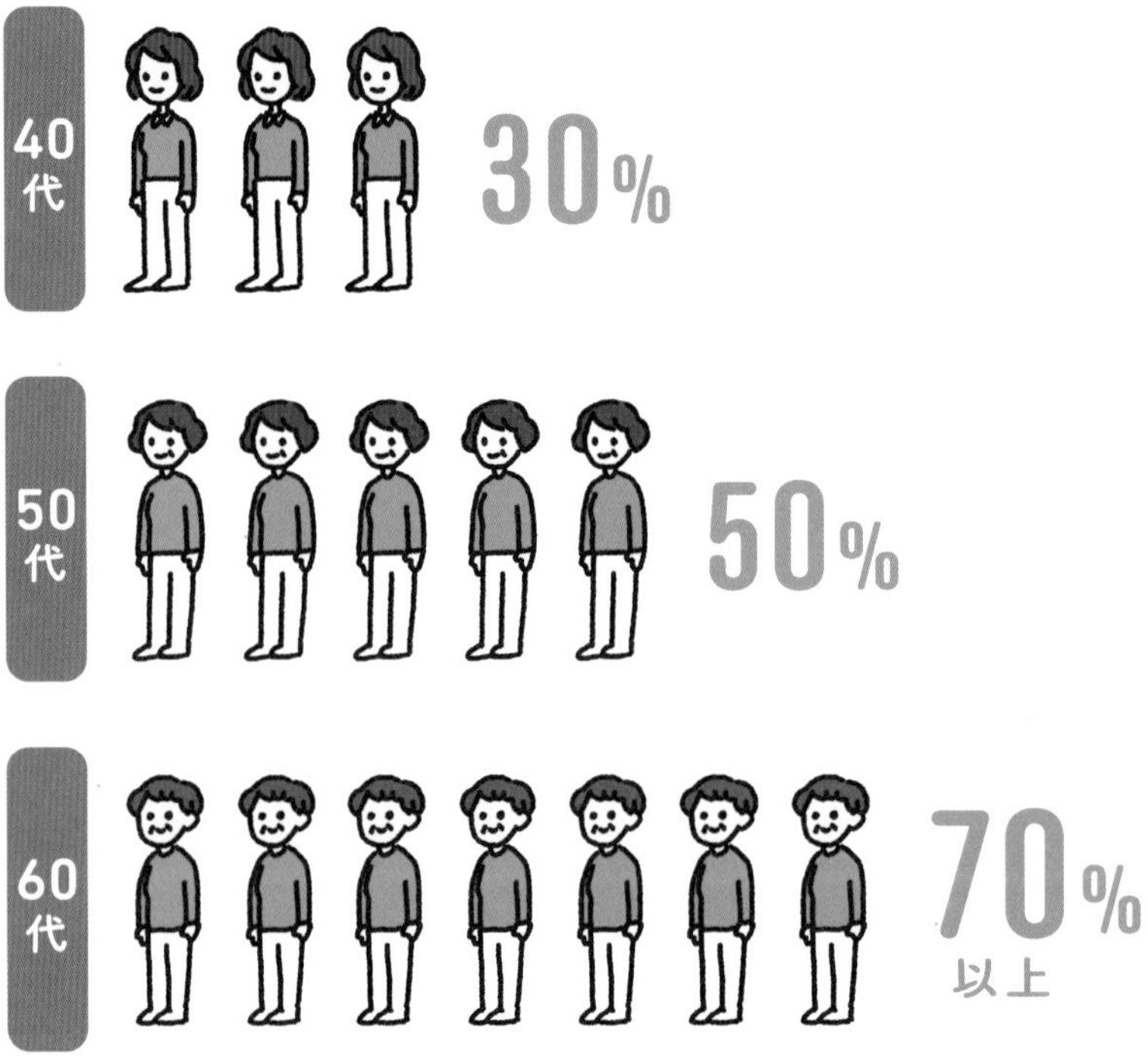

更年期（閉経を挟んだ前後の数年）になると、それまでエストロゲンによって守られていた防壁がなくなることで、高血圧になる女性が急増します。更年期高血圧は、血圧の数値が変動しやすいのが特徴です。また、更年期の不定愁訴として、めまいや動悸、ほてり、頭痛なども多く、自分が高血圧であると気づかないケースが増えます。

モンだということは、あまり認識されていません。エストロゲンは、血管をしなやかに保ち、拡張させる働きを持っています。だからこのホルモンが急激に減少する更年期となると血圧が上がり始めるのです。それまでむしろ低血圧だったのに、更年期以降にいきなり高血圧となってしまい驚く人が多いのです。

更年期を過ぎても落ち着かず、慢性的に高くなる

女性の高血圧有病率を見ると、30歳までは全体の数%にすぎません。しかし40代から次第に増え始め、50～60代以降では男女の高血圧患者はほぼ肩を並べるくらいになります。

また、妊娠中に妊娠高血圧となったことのある人は、更年期以降、高血圧に移行する確率がならなかった女性より数倍高まる傾向があるので注意しましょう。

更年期高血圧の理由 ❶

更年期の急激な
エストロゲン低下により引き起こされる

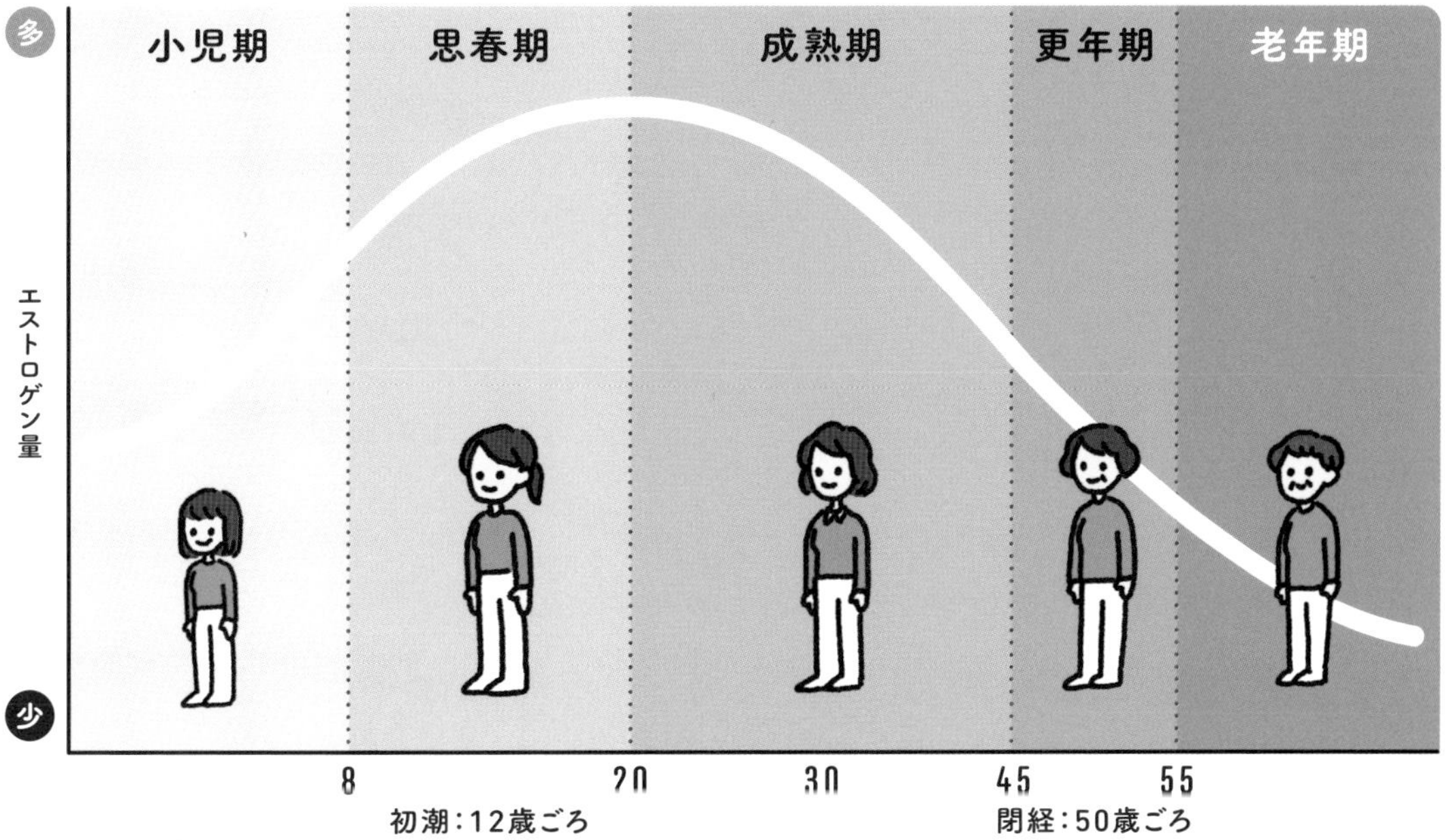

エストロゲンは血管をしなやかにして
拡張させるホルモン

エストロゲンの働きは多様です。血管への作用だけでなく、女性らしい体つきや、肌や骨の健康、記憶力や集中力、自律神経にも作用します。更年期となりエストロゲンが減少してくると、血圧をコントロールしている自律神経も影響を受けるために、血圧の上昇のみならず、イライラなどの不定愁訴も多くなると考えられています。

更年期高血圧の理由 ❷

更年期の女性は、ダブルの働きで血圧が上がっていく

エストロゲンの血管の老化を防ぐ働きの中でも大事なものが、血管の「内皮細胞」を丈夫に保つ働きです（内皮細胞の詳細については28ページ参照）。
内皮細胞が傷つくと、血管の柔軟性が損なわれます。また内皮細胞は、血液をろ過する腎臓にも存在しており、腎臓内の内皮細胞は余分な塩分を排出する方向に働いています。そのためエストロゲンが低下すると、

- 血管が硬くなって血圧が上がる
- 血液中の塩分が増え、濃度を一定化させようと血液のボリュームも増加し血圧が上がる

というダブル攻撃を受けることになります。このため更年期高血圧は治療してもなかなか下がりにくい高血圧なのです。

更年期高血圧の理由 ❸

早めに対処しないと、最後の12年間を寝たきりで過ごす可能性も！

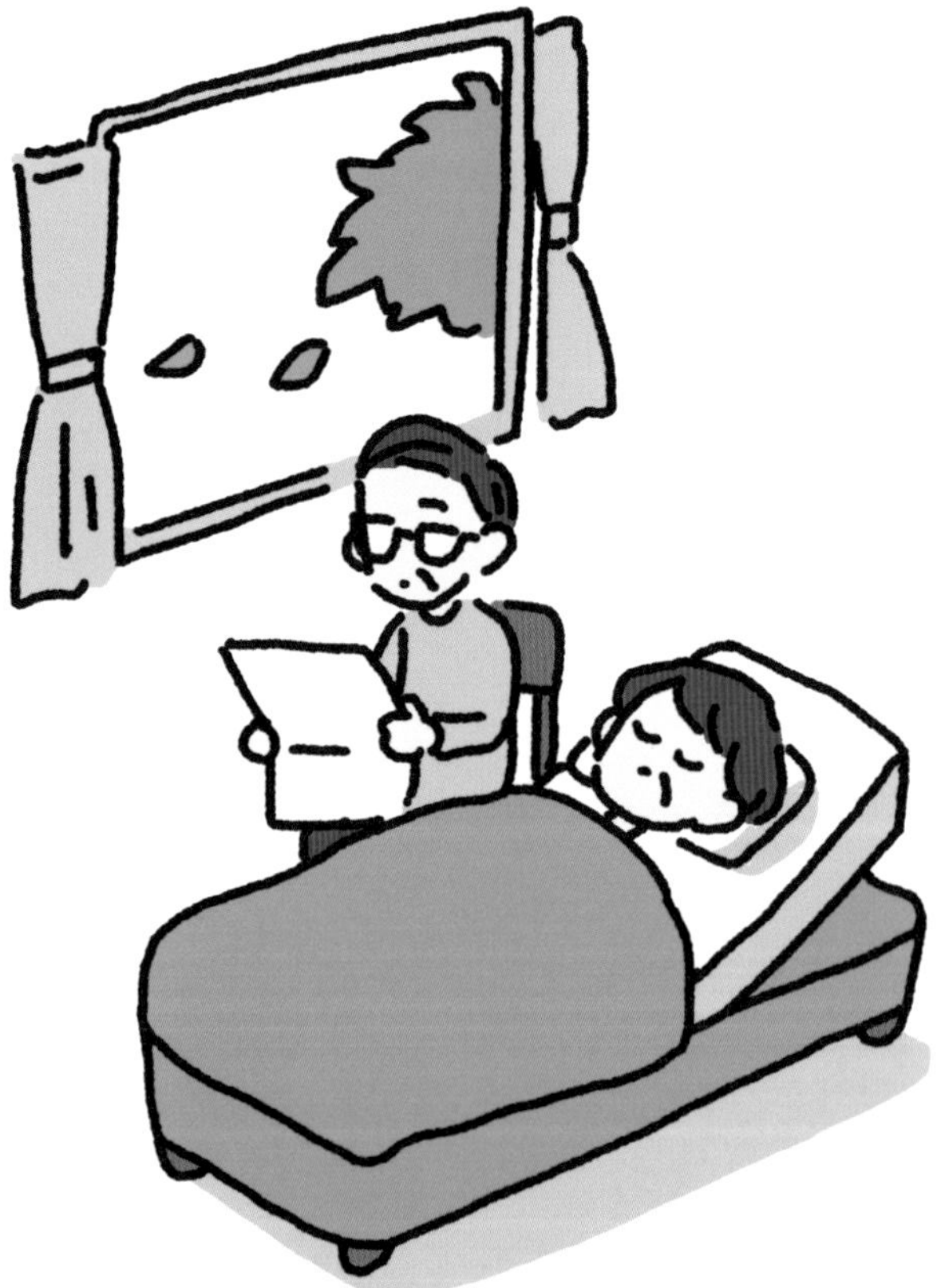

エストロゲンの分泌量は、更年期で急降下したあと、閉経を境に枯渇します。実は、性ホルモンは、男女とも、他方の性ホルモンも持っており、閉経後の女性と同年代の男性では、男性のほうがエストロゲン値が高くなるのです。
閉経後の女性は、血管の健康を守ってくれていたエストロゲンがなくなることで、脳卒中などの発生率が同年代の男性と比べて高めの傾向があります。
現在日本人女性の平均寿命は、87.45歳で世界一の長寿です。しかし健康寿命は74.79歳。残りの約12年間は寝たきりを含む日常生活に制限がある状態です。
そのきっかけとなるのが脳卒中などの血管事故で、その一番の原因となるのが高血圧。だからこそ更年期以降の高血圧対策は、重要なのです。

高血圧 Report ❹

日本人の平均寿命と健康寿命

健康寿命とは、
心身ともに健康的に生活できる期間

健康寿命の定義は、「健康上の問題で日常生活が制限されることなく生活できる期間」です。介護や介助などを必要とせずに、自立して健康に暮らせる期間のこと。

現在の日本の平均寿命（2019年時点）は、厚生労働省のまとめによると男性81.41歳、女性87.45歳。近年は過去最高値を年々更新している状況です。一方で自立した生活を送れる健康寿命も延びてはいるものの、平均寿命より男性は約9年。女性は12年あまり短くなっています。それはイコール、人生最後の9～12年は寝たきりになるリスクがあるということ。長寿は喜ばしいことですが、健康であってこそです。長い人生を最後まで元気に謳歌するためにも、健康寿命対策がとても大事になってきます。

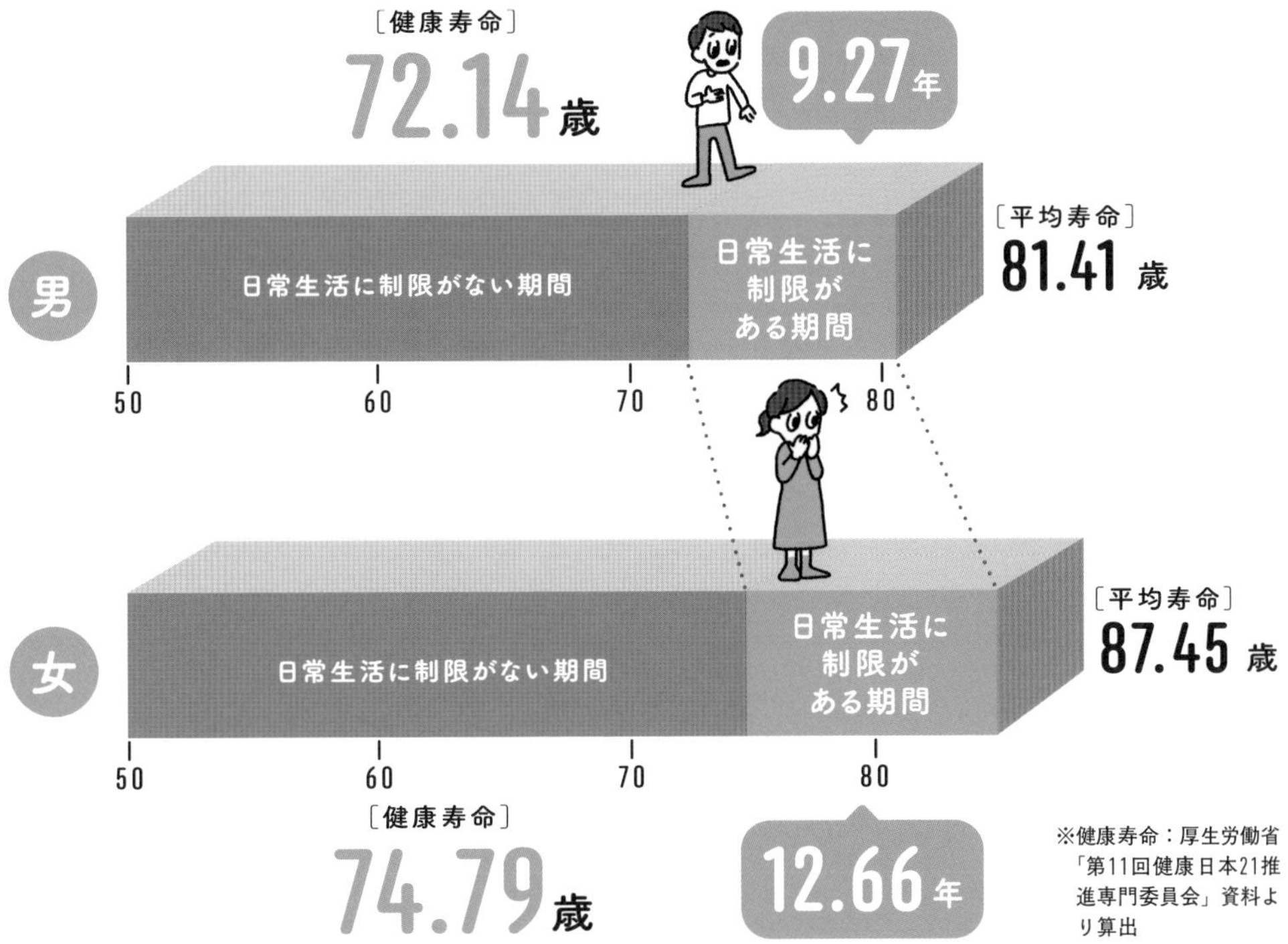

※健康寿命：厚生労働省「第11回健康日本21推進専門委員会」資料より算出

女性ホルモン様《よう》成分として働く
植物エストロゲンを積極的に摂りたい！

加齢とともにエストロゲンが低下していくのは防ぎようがありません。しかし植物の中にエストロゲンと似たような働きをする植物エストロゲンがあることがわかってきています。有名なのは大豆のイソフラボンです。大豆イソフラボンは、大豆や豆腐や納豆、味噌に豊富なので、日々の食事に積極的に取り入れることがおすすめです。

4 人は血管から老いる。でも遅らせられる

血管の老化で最も怖いのは、動脈の老化。いわゆる動脈硬化です。進行すると脳梗塞や心筋梗塞などの血管事故を起こす可能性が高く、血管年齢の老化を防ぐ対策が大切です。

血管の老化が自覚症状もなく血圧を上げていく

血管は、細胞のひとつひとつに栄養や酸素を届ける血液を、全身に循環させる通路。全身にくまなく張り巡らされているため、すべての血管をつなげた総延長距離は、およそ10万km（地球約2周半）にも及びます。その血管が老化してしまうと、さまざまな不調が起こってくるのは当然です。

心臓が1日24時間365日全身に血液を送り続けているように、全身

血管の老化と血圧上昇の悪循環

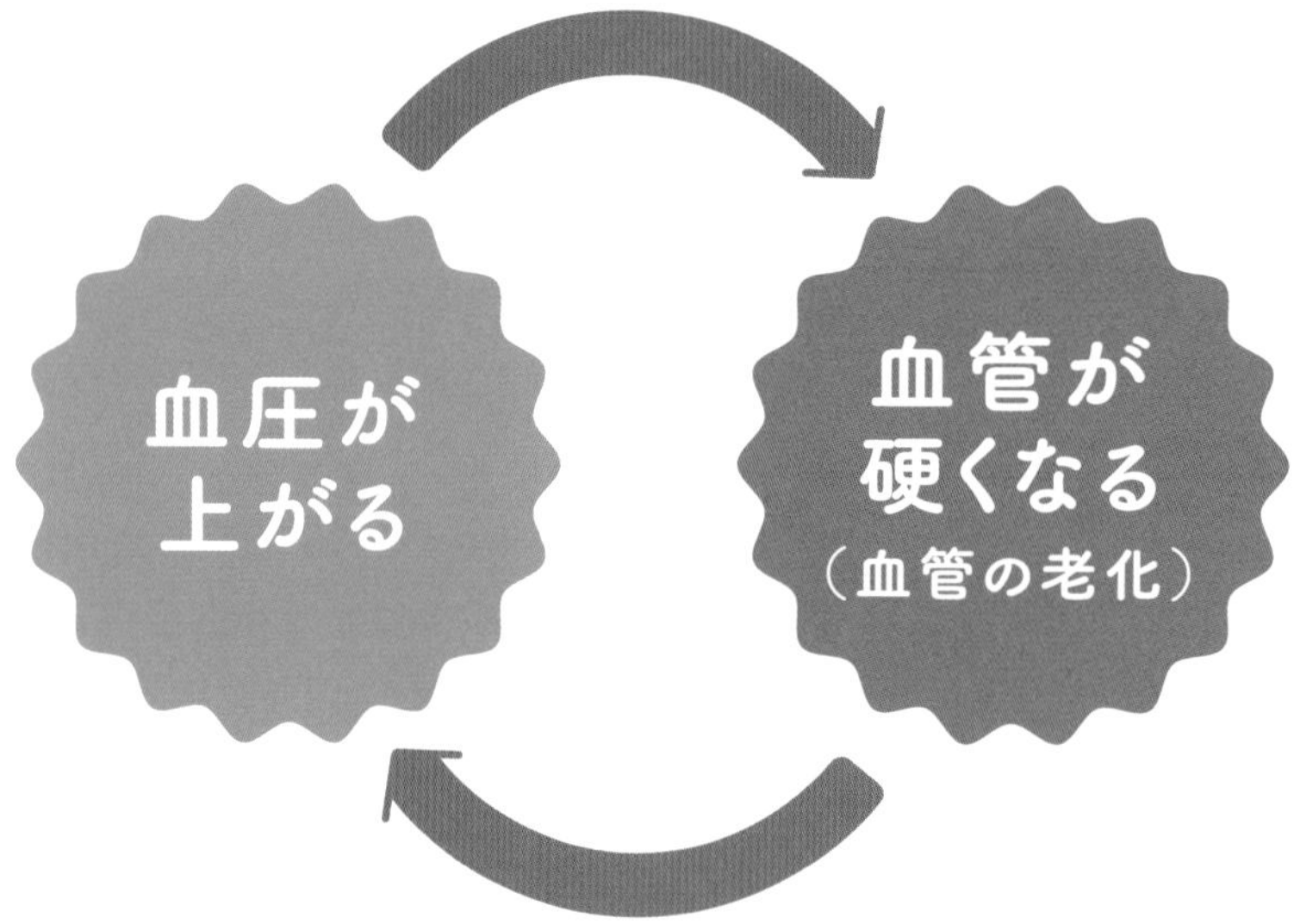

血管の老化は血圧上昇を招き、血圧上昇は、血管の老化を加速させるという悪循環が起こる

血圧が高めのまま放っておくと、血管に過度な圧力がかかるために血管の硬化が進みます。血管が硬くなると、心臓が強い力で血液を送り出すのでさらに血圧が上がるという悪循環を引き起こします。

まさに卵が先かにわとりが先かの状態です。血圧は、前述したように、気候や喜怒哀楽などちょっとしたことでコロコロと変化するうえ、現代の生活は血圧を上げがちなストレスにも満ちています。

に循環させている血管も、血液からの圧力を受け続け、休むことはありません。そのため加齢という長い時間の経過とともに血管は徐々に傷んで硬くなっていきます。

　そのスピードにはかなり個人差がありますが、それに拍車をかけている最大の危険因子が、高血圧なのです。しかも高血圧と血管の老化は相互に影響を与え合っているため、とてもやっかいです。

老化はストップできないが、遅らせることはできる

　では、一度硬くなってしまった血管は、もう元には戻らないのでしょうか。安心してください。血管老化に拍車をかける高血圧をリセットする生活を習慣づければ、老化スピードを緩め、さらには血管の状態を改善させることも可能です。しかもその効果は想像よりも早く訪れます（32ページ参照）。

血管の老化はこうやって進む

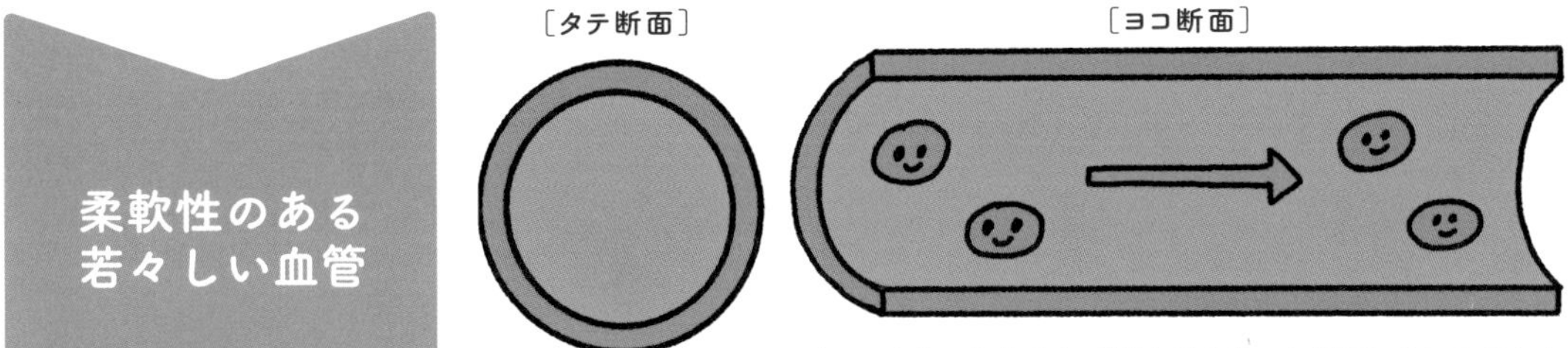
［タテ断面］
［ヨコ断面］
柔軟性のある若々しい血管

ゴムのようにしなやかで弾力があり、血流量に合わせて太さを収縮・拡張できるので、血流がスムーズ。

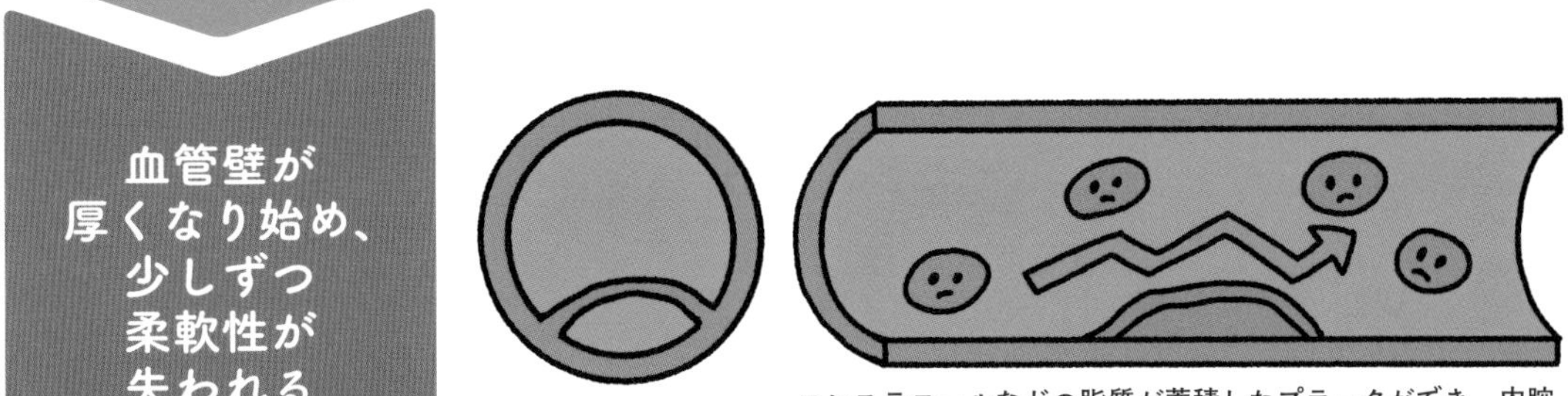
血管壁が厚くなり始め、少しずつ柔軟性が失われる

コレステロールなどの脂質が蓄積したプラークができ、内腔が狭くなることで血流が徐々に滞りがちに。

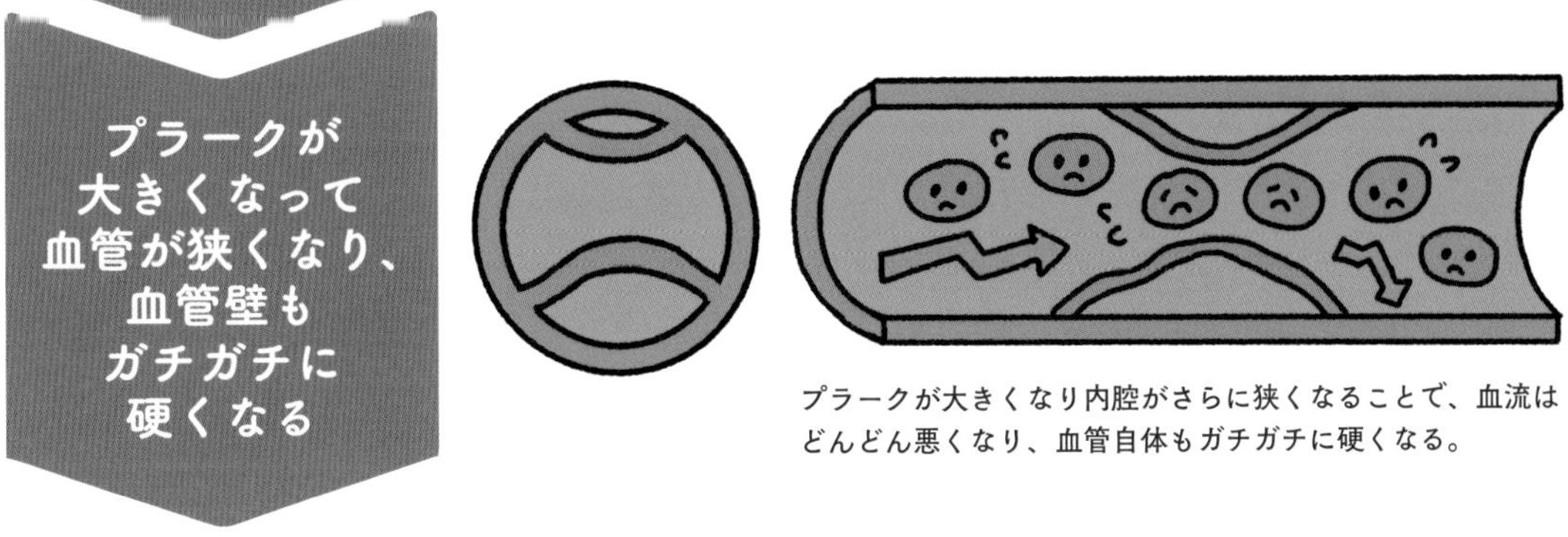
プラークが大きくなって血管が狭くなり、血管壁もガチガチに硬くなる

プラークが大きくなり内腔がさらに狭くなることで、血流はどんどん悪くなり、血管自体もガチガチに硬くなる。

血管の老化は、血管の内側から始まる

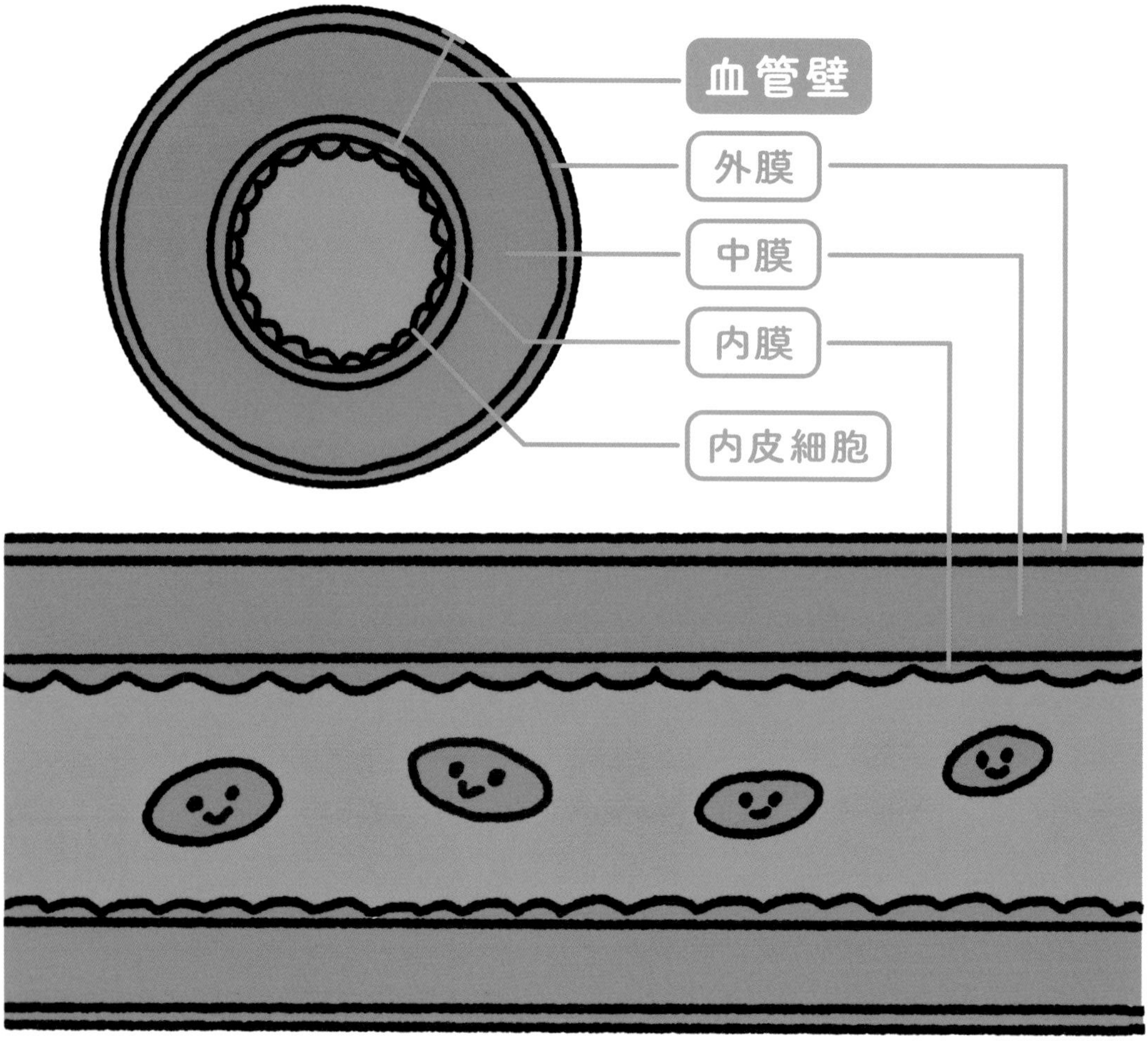

内膜（内皮細胞）

血管にかかる圧力を調整している層

血管（動脈）を輪切りにすると、内側から、「内膜」「中膜」「外膜」の3層となっています。内膜は3層の中でも最も薄い層で、一番内側の血液が直接触れる部分に、びっしりと内皮細胞が並んでいます。血管のしなやかさを取り戻し、高血圧をリセットするためには、この内皮細胞がとても重要な働きをしています。

CHECK!

内皮細胞は、血管の守り神

血液が血管の外に漏れ出るのを防いだり、血管を拡張させる成分を分泌したり、血液中の物質を必要に応じて透過したり……など、血管と血液の状態を常に調整しているのが、内皮細胞。この働きにより、血液は血管内で凝固せず、血管内腔も適度な大きさに保たれています。

外膜

血管を保護している、一番外側の膜

血管を外部からの衝撃や圧力から守る役割を担うのが外膜です。血管には、「動脈」「静脈」「毛細血管」の3種類があり、外膜、内膜があるのは、動脈と静脈だけです。毛細血管は、内皮細胞と基底膜のみでできていて、筋肉もありません。昨今話題のゴースト血管は、手前にある動脈の血流量が低下して血液が送られてこないために発生します。

中膜

血管を収縮・拡張させ血圧をコントロールしている層

内膜をぐるりと取り囲む中膜は、「平滑筋《へいかつきん》」という筋肉と、美容でおなじみの「コラーゲン」と「エラスチン」でできています。コラーゲンとエラスチンは肌同様、ハリや弾力を保つために欠かせないものです。また平滑筋が衰えると血管の収縮・拡張がうまくいかず、血圧の調整が難しくなってしまいます。筋肉が衰えても、血管の柔軟性は低下します。

高血圧 Report 5

「脂」と「糖」も、血管年齢を上げる大きな原因

血管にダメージを与え動脈硬化を進行するトリプルリスクに注意を！

血管の老化は、血管の一番内側にある内皮細胞が傷つくことから始まりますが、その3大要因は、

- 高血圧
- 脂質異常症
- 高血糖（糖尿病・食後高血糖）

です。高い血圧はその圧力により内皮細胞を傷つけ、余分な脂と糖は、血管内を流れる血液の質を低下させることで血管壁に悪影響を及ぼします。脂も糖もどちらも必要なものですが、過剰になると血管の内皮細胞を傷つける原因となってしまうのです。また、この3つは1つだけでも危険ですが2つ3つと重なるとお互いに悪影響が組み合わさって、さらに悪化を加速させるために、動脈硬化が進行しやすくなる「トリプルリスク」と呼ばれています。脂質異常症は、

1：LDLコレステロールが140mg/dL以上
2：HDLコレステロールが40mg/dL未満
3：中性脂肪が150mg/dL以上

で、過食、運動不足、喫煙、遺伝などにより引き起こされます。

高血糖とは、糖尿病のように常に血糖が高い状態、もしくは食後高血糖のように、食後に高血糖が続く状態です。砂糖や白米などの高糖質な食品の食べすぎや、運動不足、肥満などが原因となります。

なぜ内皮細胞が傷つくと怖いのか？

内皮細胞の役割は多彩です。しかし高血圧や高血糖、脂質異常症などにより傷ついてしまうと炎症を起こし、それを第一歩として動脈硬化へと進んでしまいます。

全身を網羅する血管の柔軟性は全身の健康や若々しさに直結します。硬化が進むと、疲れやすいなどの不定愁訴から始まり、最終的には命を脅かす危険も出てきます。

1 炎症を起こす

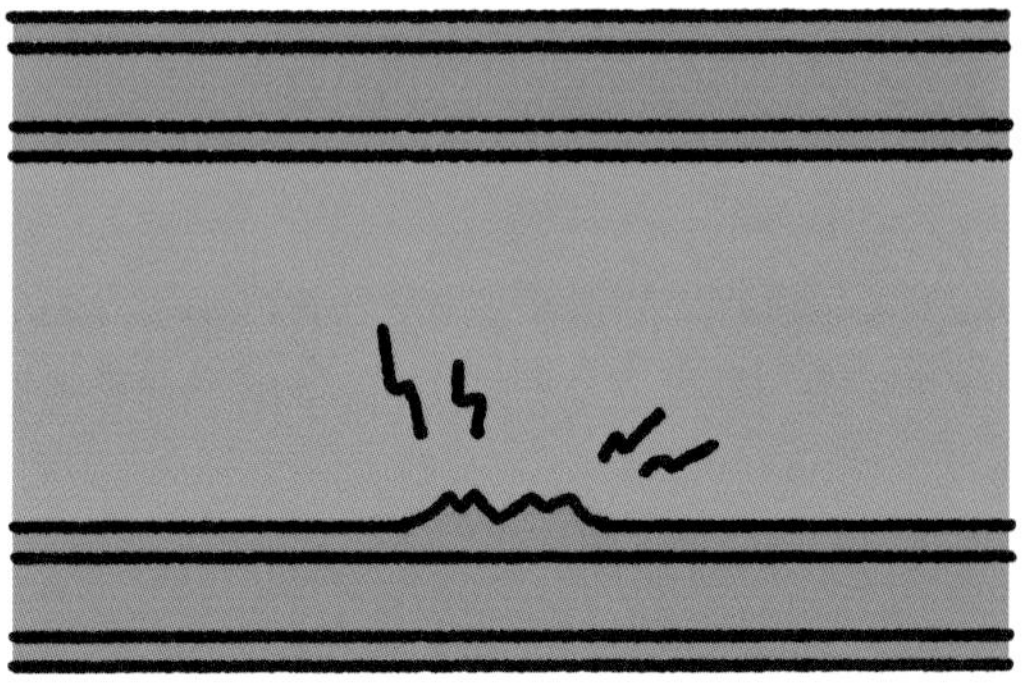

高血圧や血液の異常（脂質異常症、高血糖）が続くと、血液に直接触れている内皮細胞が、圧力やドロドロ血液に擦られることで炎症を起こし、本来なめらかな状態の内皮細胞が傷つきます。

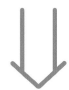

2 悪玉コレステロール等が血管壁に侵入

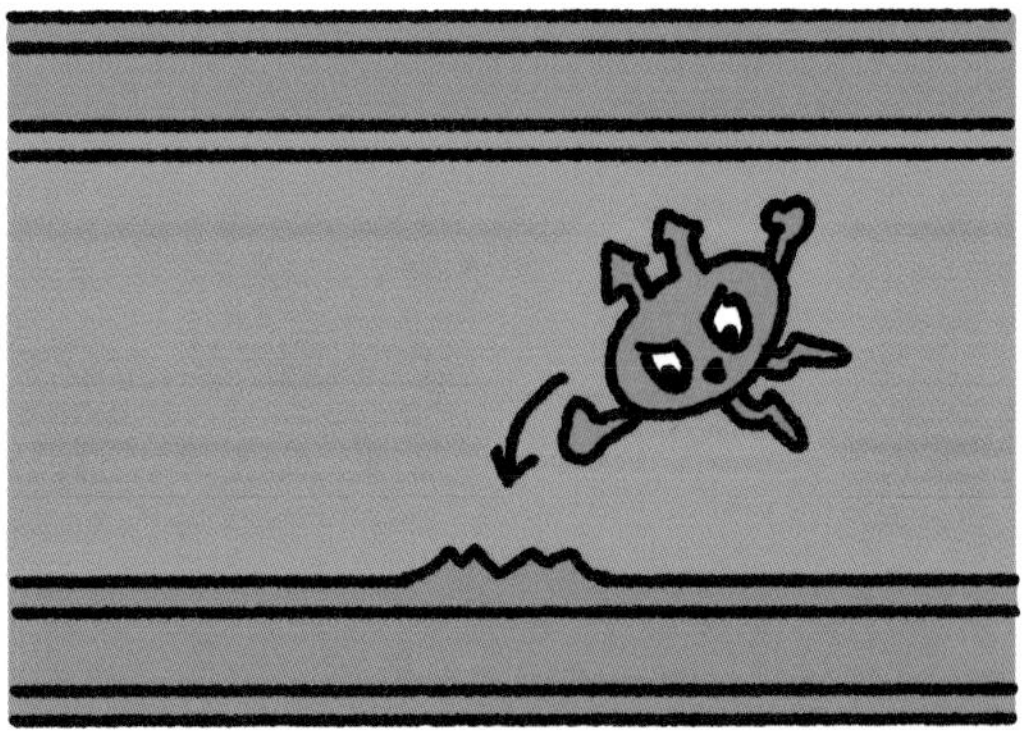

傷ついた部分から血液中にある悪玉（LDL）コレステロールが侵入し、免疫細胞である白血球もそれを追って侵入。白血球は貪食《どんしょく》細胞であるマクロファージに変化して、細胞壁にたまった悪玉コレステロールを取り込み始めます。

3 プラークができる

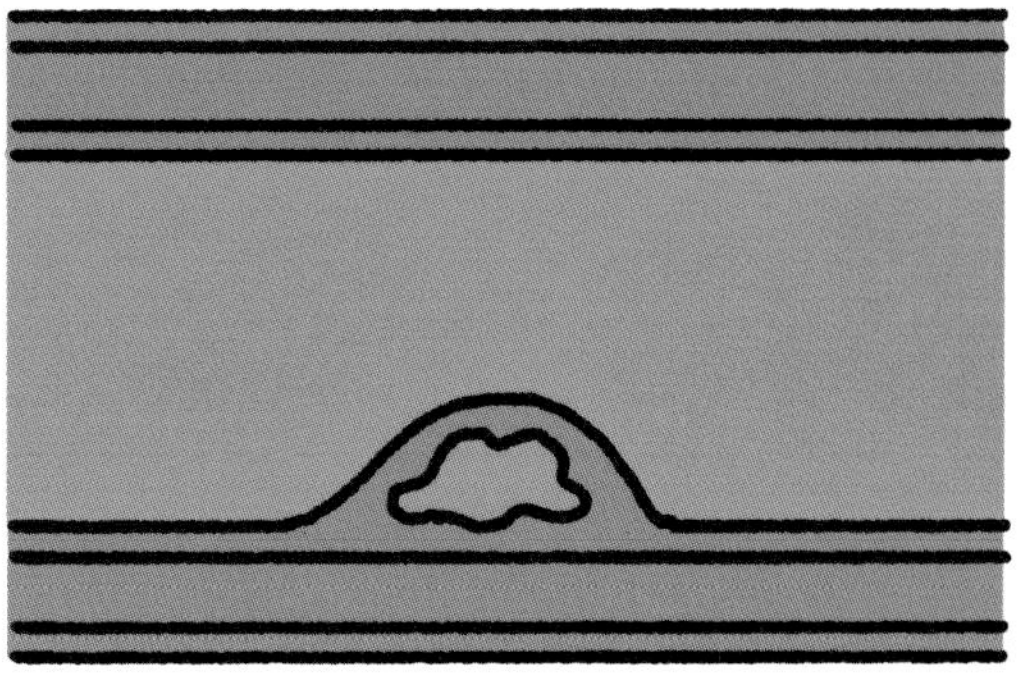

たくさんの悪玉コレステロールを取り込んだマクロファージは死亡し、血管壁にマクロファージの死骸（泡沫細胞）などがたまっていき、おかゆのようにドロドロとした脂を含んだプラークを形成。プラークが大きくなると、血液の通り道は狭くなっていき、内皮細胞は硬く変質。その影響で平滑筋の伸縮性も失われ、血管の柔軟性が損なわれます。

4 血栓ができる

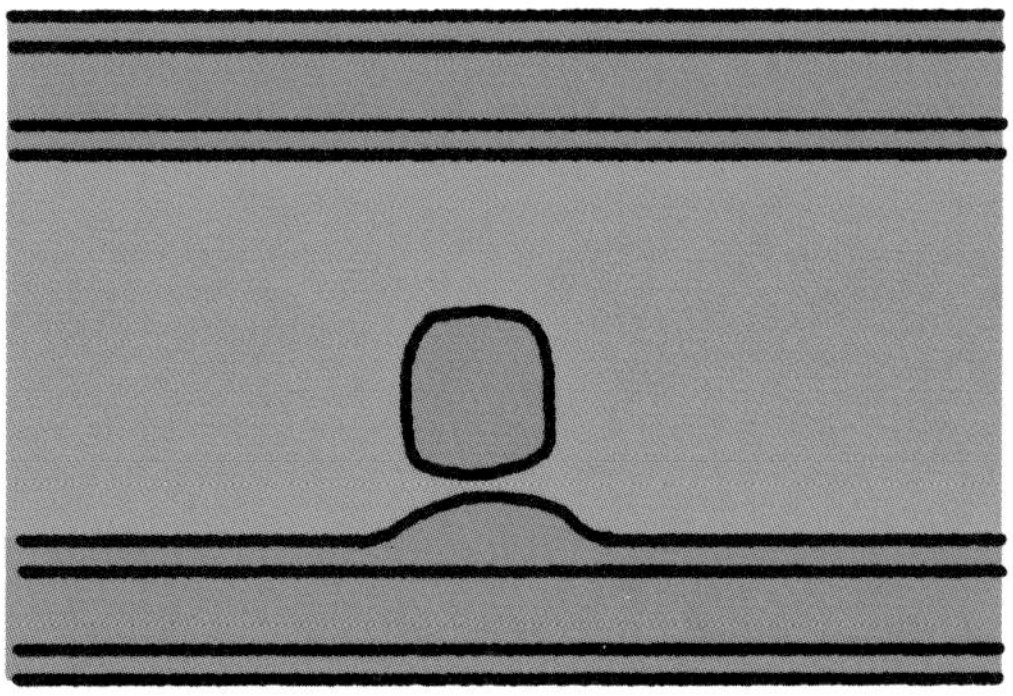

また何らかの刺激でプラークの表面が裂けたり、プラークそのものが欠けると、その傷を修復しようと血小板が集まって血栓をつくります。

5 血栓が飛んで梗塞を起こす

血栓は血流に押されてはがれやすい血の塊。血栓が血流に乗って運ばれていくと脳や心臓の毛細血管にひっかかり血管を詰まらせます。脳で起これば脳梗塞、心臓で起これば心筋梗塞。肺で起これば肺塞栓症（エコノミークラス症候群）です。

CHECK!

石灰化にも注意!

動脈硬化には、他にも、「石灰化」と呼ばれるタイプがあります。石灰化は、高血圧などにより、中膜の平滑筋や線維にカルシウムが沈着する動脈硬化です。一度石灰化してしまうと、治療がひじょうに困難になります。

5 血管は生活習慣で7日目から改善

高血圧は、今すぐ不都合はなくとも将来起きる病気のタイマーが点灯した合図です。しかし日々のちょっとしたことを変えるだけでもタイマーを遅らせたり止めたりできます。

薬を飲まなくても高血圧は治る。改善が決め手

高血圧になると、薬を一生飲まなければいけないという都市伝説が流布していますが、決してそんなことはありません。高血圧は、薬を飲まなくても生活習慣を改善すれば、必ず治せます。

もちろん上の血圧が180mmHgを超えてしまっているような超がつくほどの高血圧の人は、まず降圧薬で血圧を下げる治療が必要です。しかしそんな人でも、薬の服用と並行し

生活習慣で治る理由 ❶

血管も血液も毎日生まれ変わっている

内皮細胞は、肌と同じようにターンオーバー（新陳代謝）により、日々新しく生まれ変わっています。そのためすでに動脈硬化が始まっている段階でも、生活習慣を見直し、血圧コントロールや血管ケアを行うことにより、内皮細胞の機能を回復させることができ、血管自体の若さを取り戻すことが可能です。

■成人の細胞が入れ替わるサイクルの目安

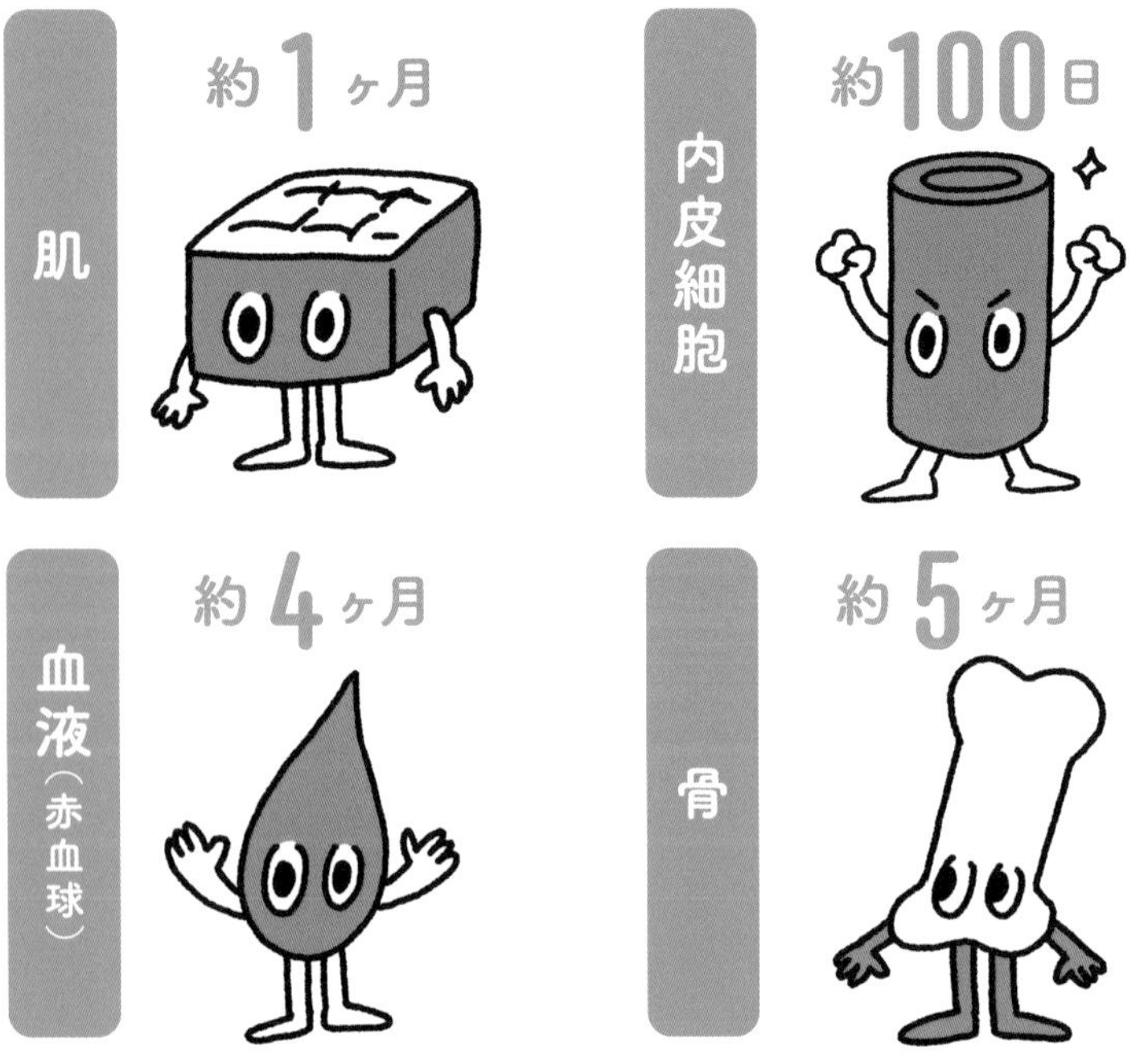

て生活習慣を正していくことで、改善スピードをぐんぐん速められます。実際、私の患者さんで160㎜Hgあった30代の男性が、アドバイスした血圧リセット対策を日々やり続けて、短期間で120㎜Hgまで下げられました。

行動に移すかどうかで、みるみる違いが出てくるのです。生活習慣を正していくことで、改善スピードをぐんぐん早められます。

人の細胞は、刻々と生まれ変わっている

60兆個の細胞からなる私たちの体は、日々、新陳代謝により、細胞単位で生まれ変わっています。

早く気づいて、行動を変えれば、確実にその結果が体に現れます。老化は遅らせられるのです。そのために有効なのが血圧コントロール。気づいた時に血管をいたわるライフスタイルに切り替えましょう。

生活習慣で治る理由 ❷

内皮細胞の改善は実は、7日程度で可能!

高血圧と血管の健康は、お互いに影響を与えています。高血圧の数値を生活習慣により下げるのには、やはり数ヶ月はかかるものの、その第一歩となる血管の内皮細胞の健康は、わずか1週間程度で改善の兆しが見えてきます。実際、「1週間がんばりました!」という患者さんの血管内皮機能を測定すると、1週間で数値の改善が認められます。内皮細胞の改善は、意外と簡単なのです。

CHECK!

- 高血圧は、早く見つけて早く対処。そうすればそれだけ早く治る
- 悪くなるのは早く、よくなるには倍以上の時間がかかる
- 薬を飲み続けなければならない、は迷信

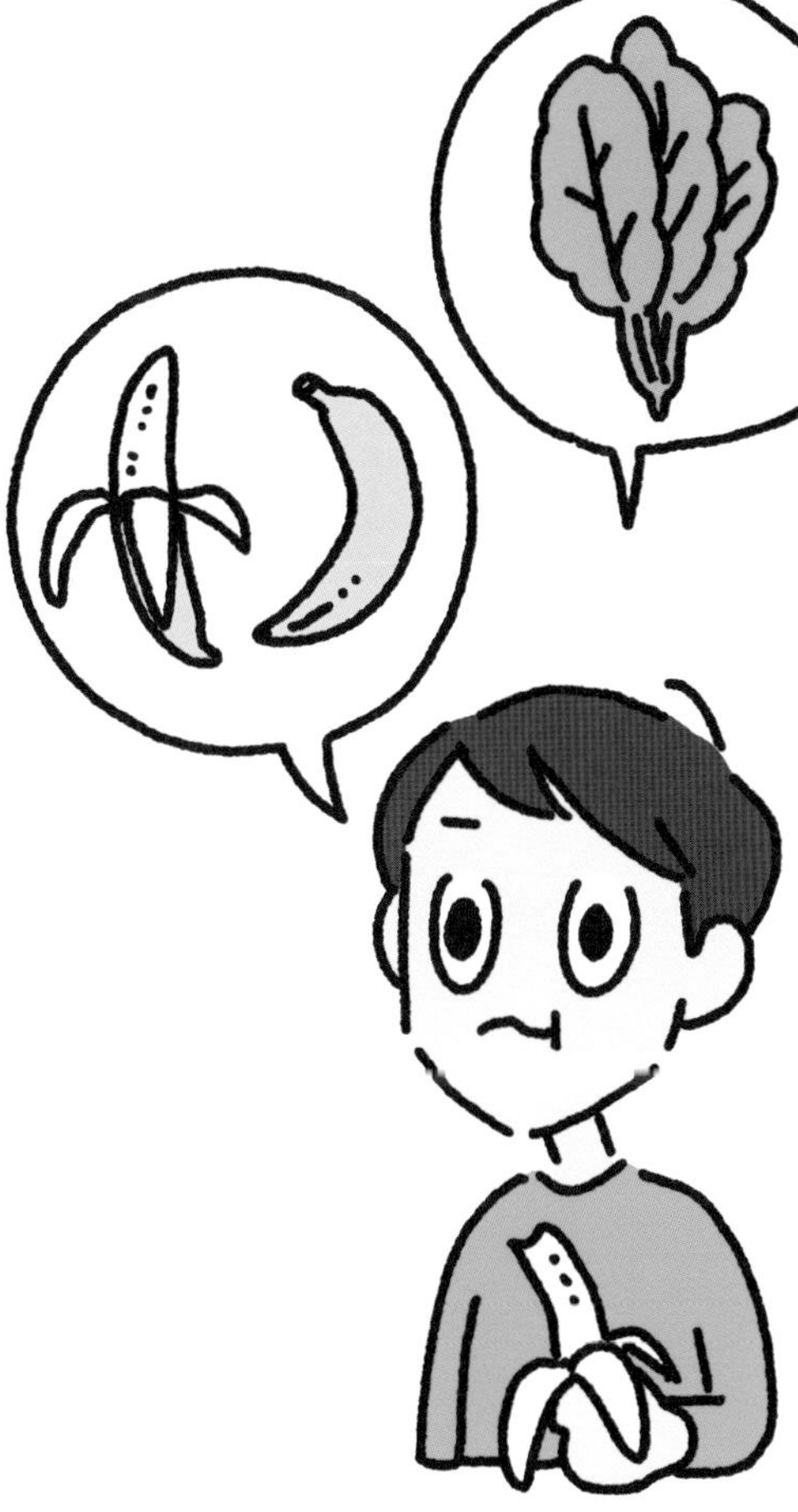

バナナやほうれん草など内皮細胞によい食品を食べるなど、ちょっとした努力で血管の内皮機能は上向きます。（66ページ参照）

Column 2

こんな人は要注意！ 血圧を上昇させる、血管を老けさせる生活習慣

- ☑ ストレスが多い
- ☑ 壁にぶち当たるとくよくよとずっと思い悩んでしまう
- ☑ 運動をほとんどしない（常に運動不足）
- ☑ リモートワークで座っている時間が長い
- ☑ 味の濃いものが好きでよく食べる
- ☑ インスタント食品やスナック菓子、ファストフードなどジャンクフードがやめられない
- ☑ 生野菜や果物はほとんど食べない
- ☑ 食べ始めたら満腹になるまで食べてしまう
- ☑ 短気でついカッとなる
- ☑ 睡眠時無呼吸症候群であったり、いびきがうるさいといわれる
- ☑ 喫煙している
- ☑ お酒を毎日飲んでいる
- ☑ 常に睡眠不足気味
- ☑ ジュースやカフェイン入りの飲料をよく飲む
- ☑ 以前より太った、もしくは体重変動が激しい
- ☑ 歯周病を放置している
- ☑ 健康診断でコレステロール、もしくは血糖値について注意を受けている

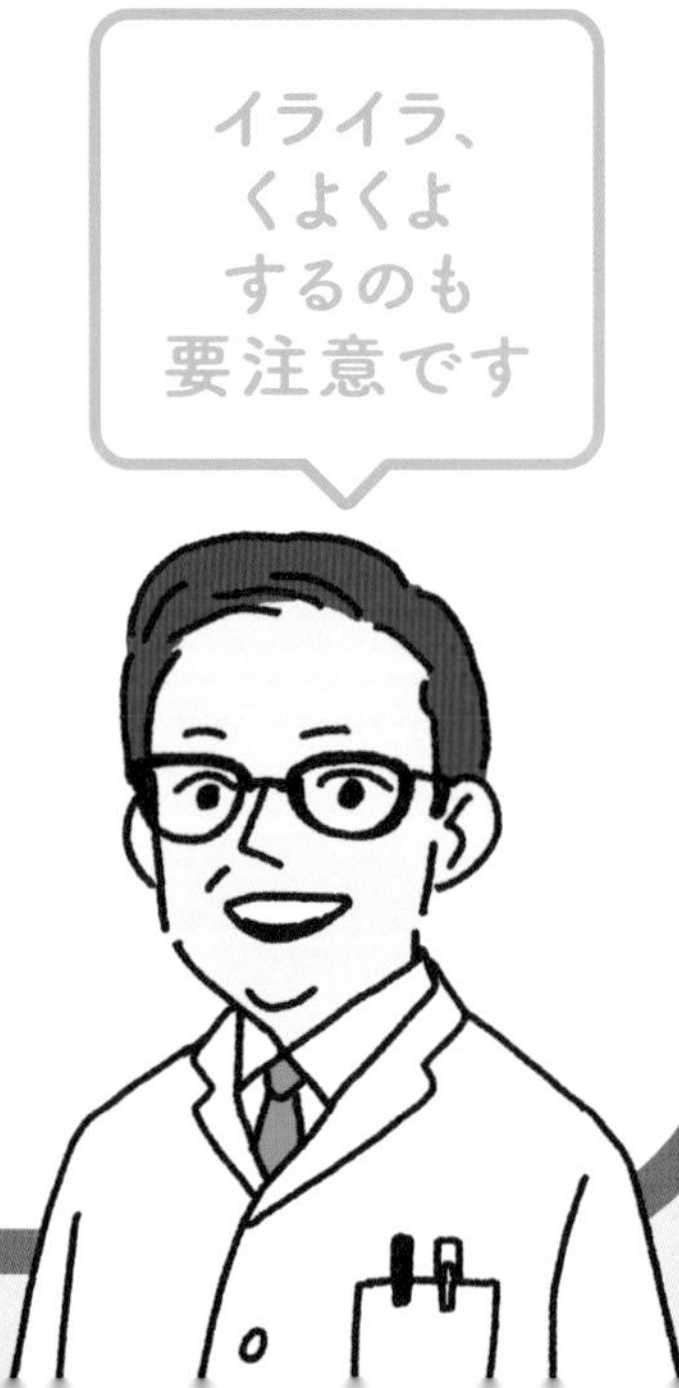

Part 2

血管が柔らかくなれば血圧は下がる

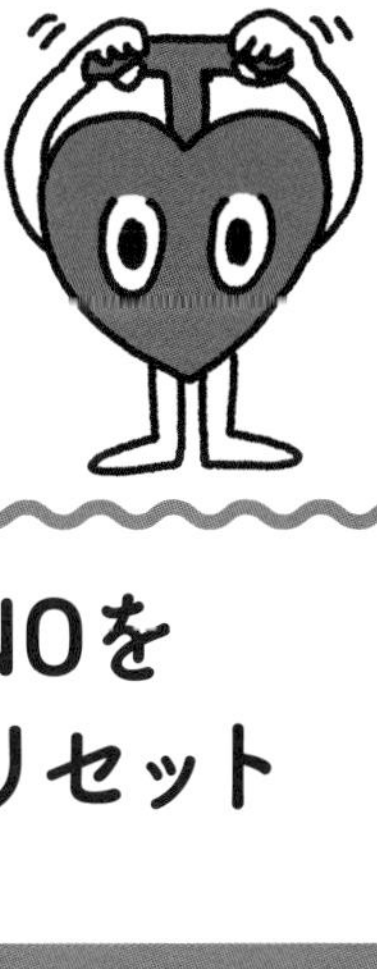

注目の血管拡張ガス・NOを
どんどん産生して血圧をリセット

1 自律神経により血圧は変動する

血圧は人体に欠かせないために、どんな時でも機能するよう自律神経によって制御されています。自律神経の特性を知って行動すれば、血圧コントロールも可能に。

交感神経が優位になると血圧が上がる

血圧は、自律神経とも深い関わりがあります。自律神経とは、生命活動のライフラインを支えている神経で、内臓などの器官のすべて、とりわけ血管をコントロールしています。私たちの呼吸や心臓は、つどつど脳が指令を出さずとも、あたりまえのように動いていますが、これは自律神経の働きによります。

また自律神経には、真逆の反応を生じさせる「交感神経」と「副交感

血管の種類と自律神経の連動

自律神経と連動している「細動脈」は、コントロールが可能

交感神経は、いわゆるアクセルの神経です。交感神経が高まると、心身が活動的な状態となり、血管はキュッと収縮し、血圧は上昇。気分も高揚、興奮し、アグレッシブな状態へと向かいます。

対して副交感神経は、真逆のブレーキの神経です。副交感神経が高まると、体はゆったりとリラックスした状態となり、血管は適度にゆるみ、血圧は低下します。気分も穏やかで落ち着いた状態に向かいます。

自律神経と連動して働く血管は、手足などに多くある「細動脈」（詳細は38ページ参照）のみです。大動脈や動脈、毛細血管は、自律神経の影響を受けません。

	自律神経との連動	
大動脈	×	心臓と直接つながる最も太い動脈。内腔の直径は25㎜程度。高い伸縮性で、心臓からの拍動で送り出される血液の圧力を受けとめる。
動脈	×	大動脈から枝分かれした中程度の動脈。内腔の直径は4㎜前後。大動脈に次いで圧力を受けるため弾性線維（エラスチン）が豊富。
細動脈（抵抗血管）	○	最も細い動脈で、内腔の直径は0.2㎜前後。自律神経と連動しており、収縮・拡張することで毛細血管への血流を調整している。
毛細血管	×	動脈と静脈をつなぐ極細の血管。赤血球がようやく通れる髪の毛の10分の1程の太さ。細胞との物質交換の場として機能している。

神経」の2種があり、交感神経が優位となると血圧が上がります。そして上がりっぱなしにならないように、副交感神経が元の状態に戻すように働いてくれます。このように、2つの神経は、バランスをとりつつ機能しています。

しかしこの交感神経と副交感神経のバランスは、年を重ねるにつれ崩れていき、交感神経が上がりやすくなってしまいます。

呼吸や行動で自律神経は制御できる

血圧コントロールには、副交感神経を高めることがポイントになってきます。そんな時、味方になるのが「ゆっくり深い呼吸」です。実は、呼吸と自律神経のバランスはダイレクトにつながっており、「意識的にゆっくり呼吸する」「呼吸が整うようにゆっくり動く」だけでも制御できてしまいます。

自律神経の種類と働き

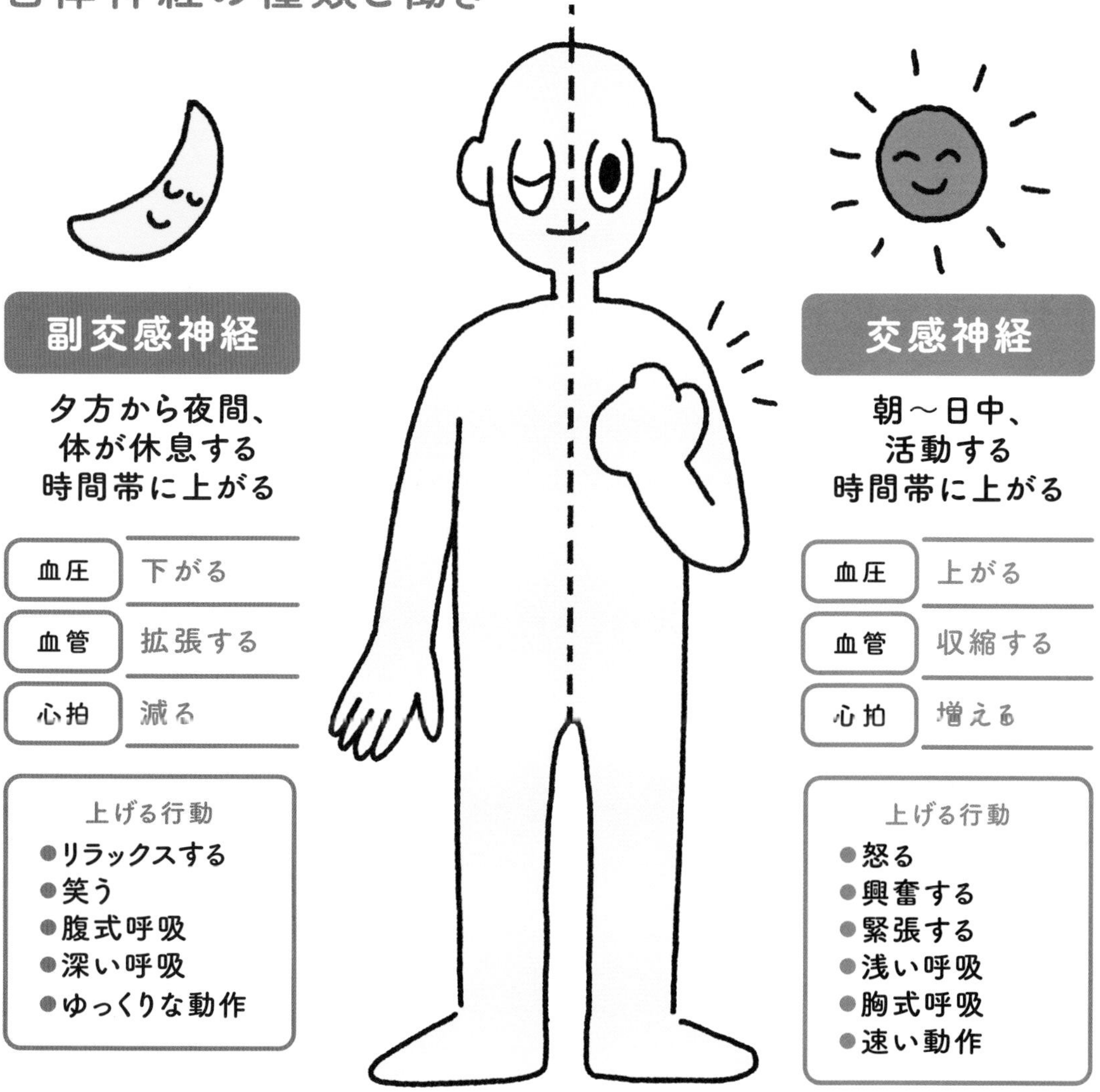

2 血管自身も血圧を調整している

心臓により血液は全身へと送り出されますが、心臓のポンプ機能だけでは体のすみずみにまで血液を届かせるのは無理。そのため、血管のポンピング作用が必要になります。

心臓から遠くなるほど、血流は勢いを失い、細動脈の調整力が必要に

心臓が1回の拍動ごとに血液を送り出す量は1拍で70〜80㎖。1分間で4〜5ℓの血液を全身に送り出しており、大動脈では毎秒1mものスピードが出ているといわれています。しかしその血液は、送り出された時の勢いのまま全身を巡っているわけではありません。

血管は、「大動脈」→「動脈」→「細動脈」→「毛細血管」と、分岐しながら末端へ行くほど細くなっていきます。心臓から近い大動脈が一番大きな圧力や血流量を受け、末端の血管に行くほど、血流の勢いは低下。特に動脈で一番細い細動脈では、一気に低下します。

その先の、肉眼では見えないほどの細さの毛細血管にまで血液を届けるためには、血管自らが収縮・拡張するポンピング作用によって血液を末端まで運ぶ必要があります。そこで活躍するのが細動脈。内皮細胞と平滑筋を駆使して、血圧や血流を調整している血管なのです。

細動脈に柔軟性があれば、血圧は下がる

細動脈〜毛細血管の血流が落ちると、血圧が上がるワケ

細動脈に柔軟性があり、しっかり拡張できる状態なら、細動脈のポンピング作用により、末端の毛細血管まで血液を届けられます。しかし細動脈が広がらないと血流の勢いはどんどん低下し、血管は逆に収縮していきます。「血管の収縮＝血圧上昇」なので、血圧が上がってしまうのです。

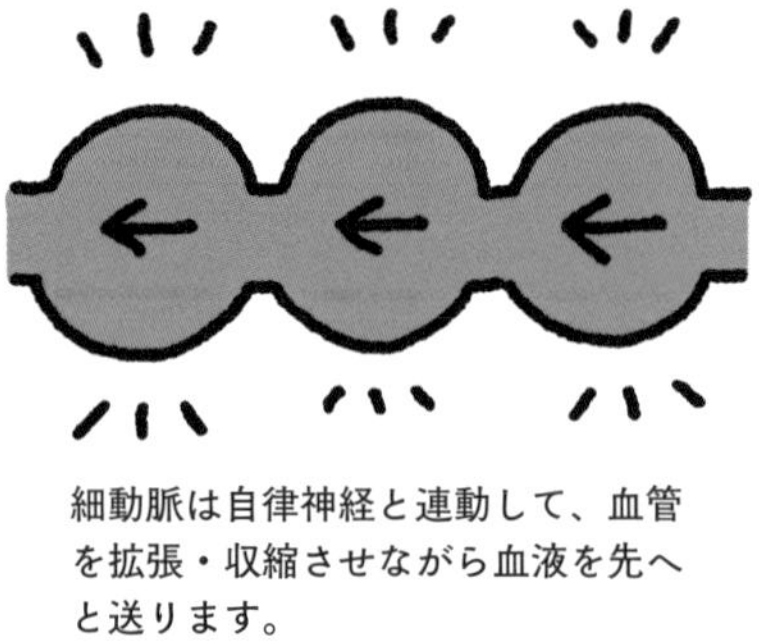

細動脈は自律神経と連動して、血管を拡張・収縮させながら血液を先へと送ります。

細動脈は別名「抵抗血管」と呼ばれている

心臓から送り出された酸素や栄養を豊富に含んだ血液は、「大動脈」→「動脈」→「細動脈」を通り、「毛細血管」で個々の細胞に栄養や酸素を受け渡し、代わりに二酸化炭素や老廃物を受け取って「細静脈」→「静脈」→「大静脈」を通って心臓に戻ります。また下図のように、細動脈で血流が一気に低下するほど血液の流れへの抵抗が大きいことから、細動脈は別名「抵抗血管」と呼ばれています。各動脈を道路に例えると、大動脈のような太い血管は、いわば高速道路。国道、県道などの幹線道路を経過して最後は路地へと入り、家々（細胞）につきます。最も使用頻度の高いのは一般道で、これが細動脈。細い路地は個別の細胞とのやり取りをする毛細血管です。

血管（動脈・静脈）の体循環と血圧の関係

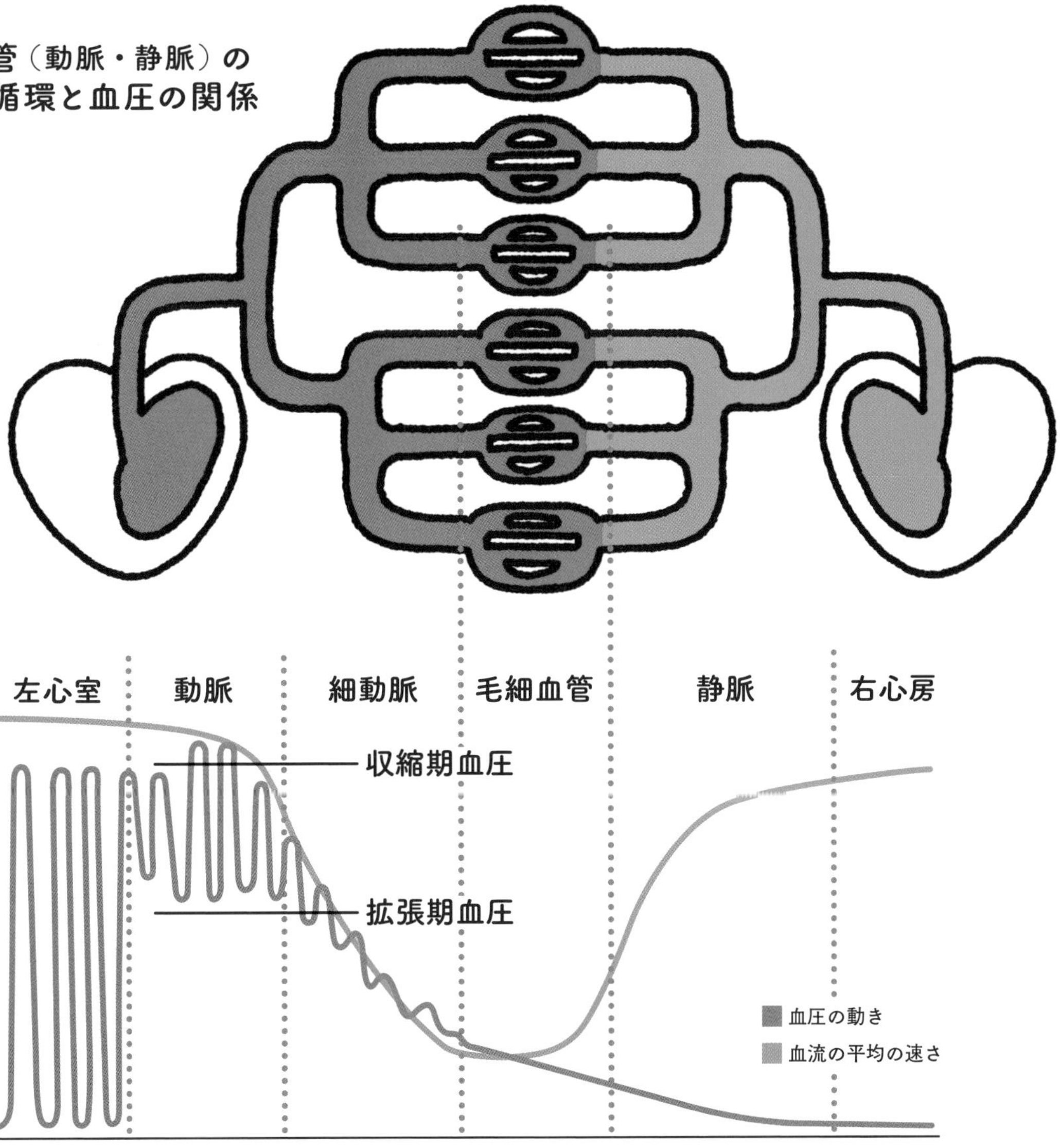

3 血管若返りの万能ガス、NO（一酸化窒素）

NOは、血管を拡張させ、血流を調整するガスで、血管の内皮細胞から産生されています。これが血管の柔軟性を保ち、血管を老化させない救世主です。

血圧を安定させるには血管拡張ガスの「NO」が欠かせない

血管の「内皮細胞」から産生されるNO（一酸化窒素）は、別名、血管拡張ガスと言われています。

血流が速くなると内皮細胞はNOを産生して放出します。するとそのNOが中膜の平滑筋に作用して緊張をゆるめることで血管が広がります。こうして、血流量に合わせて血管は拡張・収縮でき、血圧を調整できているのです。

そもそもNOとは、窒素（N）と

内皮細胞から出るNOは、血管若返りの救世主

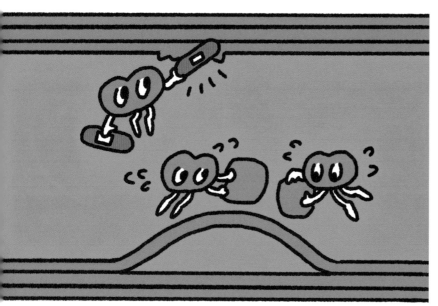

NOは血圧コントロールの強力サポーター

血管の内皮細胞から産生されるガス「NO」は、硬くクセづいた血管を広げて動脈硬化を防いだり、血小板の凝固を抑制して血栓ができるのを防ぐ働き者。血管の筋肉である平滑筋はマッサージなどでダイレクトにほぐすのがなかなか困難ですが、NOはその役割を果たしてくれるサポーターです。

酸素（O）が結合した窒素酸化物で、以前は大気汚染の原因物質して知られており、あまり印象のよいものでありませんでした。しかしアメリカのルイス・イグナロ博士らの研究により、体内で発生するNOは、血管を拡張し、血流を調整する手助けをすることがわかったのです。この発見に対して博士らは1998年、ノーベル生理学・医学賞を授与されています。

血管以外でも全身で アンチエイジングに貢献

NOは内皮細胞以外でもさまざまな部位で産生されて、体内のあらゆる機能をサポートしています。中枢神経系では、脳と体を結ぶメッセンジャーとして働き、腸では、腸内環境を整え、マクロファージでも、NOを産生して、病原体を攻撃し炎症を抑制することで免疫力強化へ導いています。

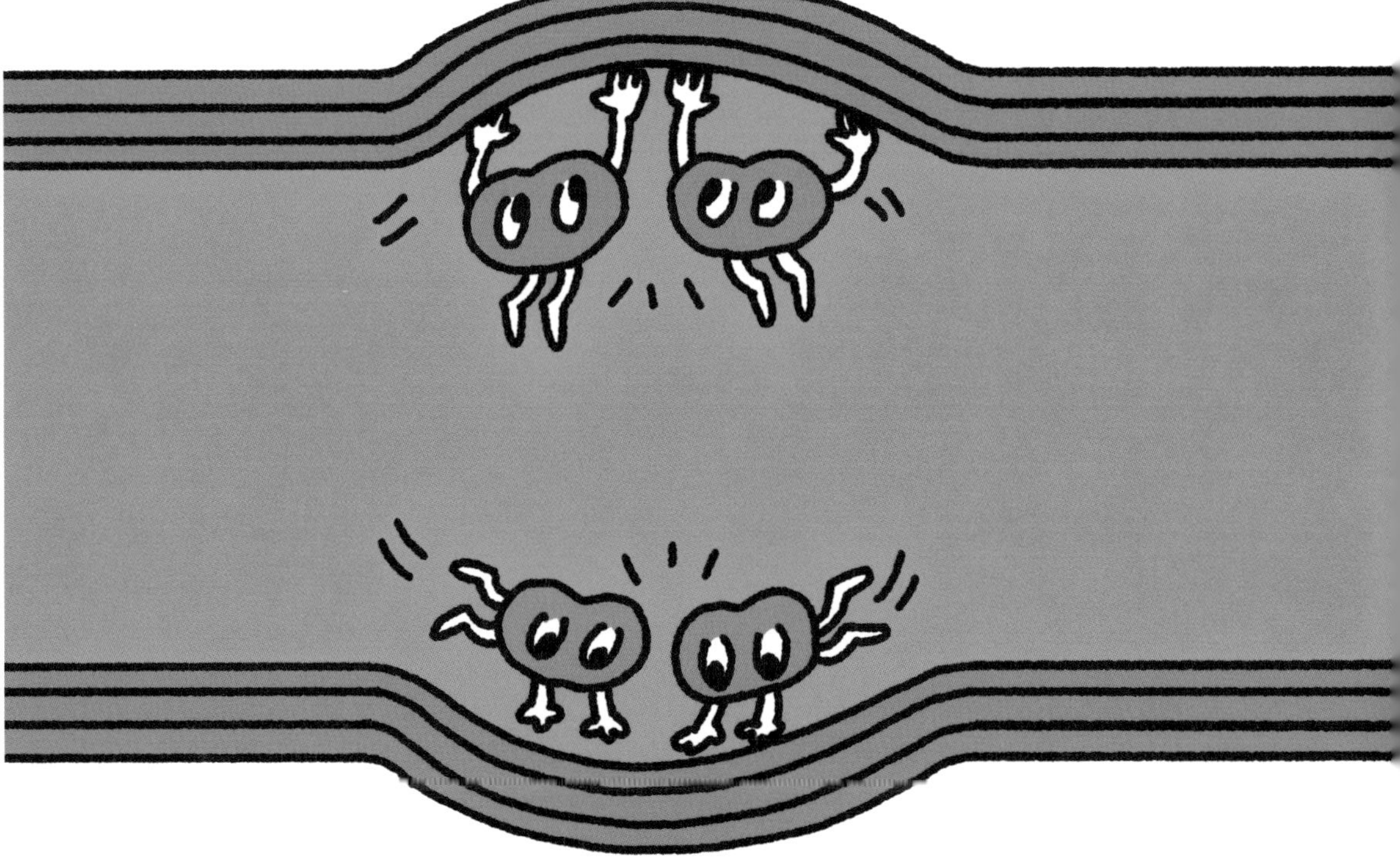

1 血管を広げて柔らかくする

血管の平滑筋の細胞に働いて、しなやかな血管へと導きます。血管拡張がスムーズに行えるようになるため、血液は滞りなく流れ血流がアップします。

2 内皮細胞の傷を修復する

内皮細胞が傷つくことで起こる炎症を抑えたり、血管にコブをつくり内腔を狭めて血流を低下させるプラークを修復することで、動脈硬化の進行を防ぎます。

3 血栓をできにくくする

プラークが裂けて傷つくと血小板が傷をふさぐため集まります。NOには血小板の凝固を抑制する働きもあるため、血栓ができるのを防ぎます。

4 NOは加齢で減るが意外と増やしやすい

血管の若返りに欠かせないガス・NOは、残念ながら年齢とともに産生力が弱まります。しかし、簡単な筋肉運動などで増やすことができます。ポイントは血流アップです。

NOは、40代で50%消失し、その後は減る一方

血管の健康を守り、血圧をコントロールするだけでなく、心筋梗塞、脳卒中、さらには認知症の予防・改善の効果まで期待されているNO。血管内のNOが増えれば、血圧は13%低下し、抗炎症作用が2〜3倍になるというデータもあるほどです。しかしNOの産生力は、血管の老化同様、加齢とともに低下していってしまいます（下記右図参照）。そもそもNOは、血管の内皮細胞

年代別　血管のNO産生力

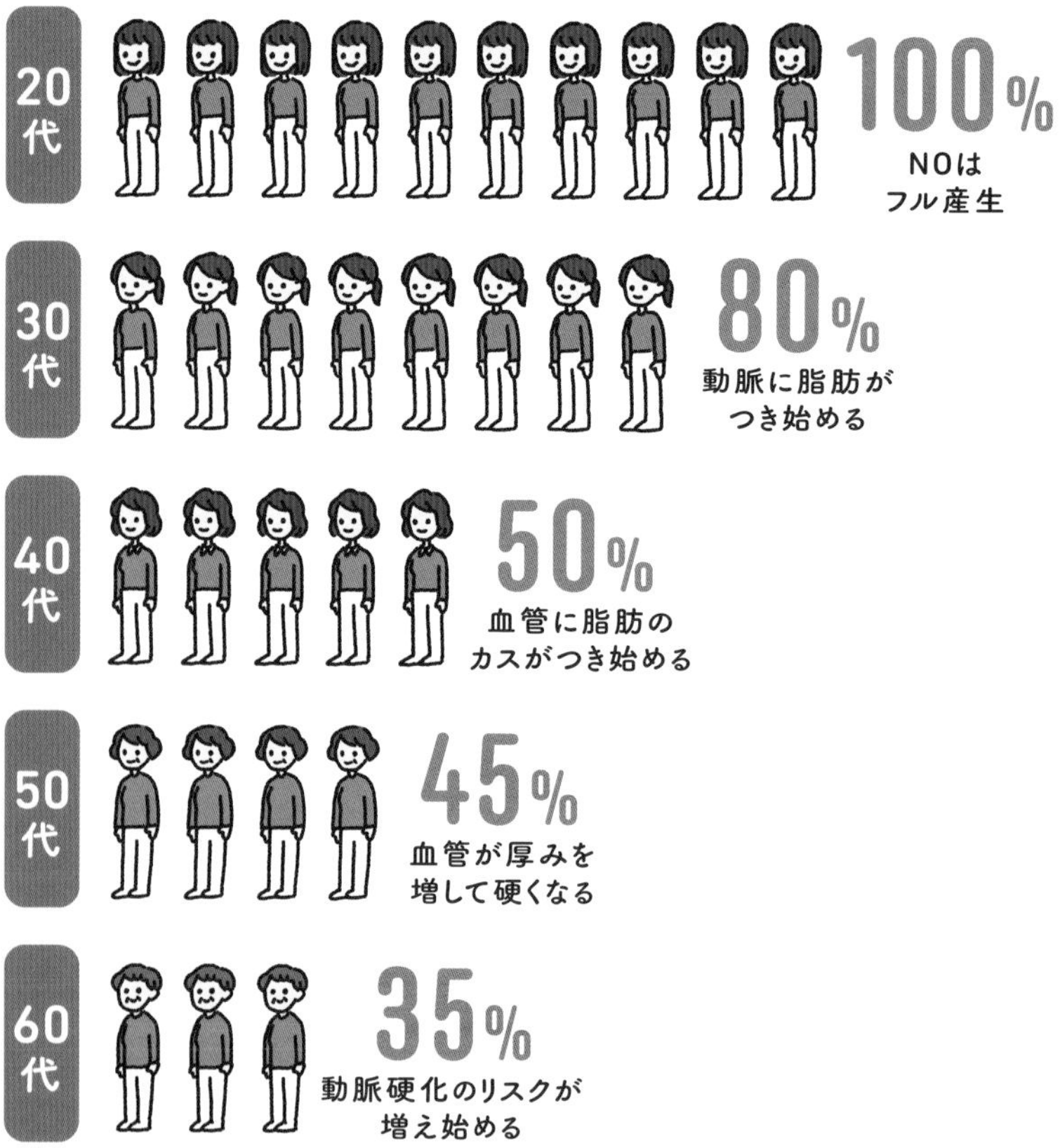

20代で血圧が正常な場合のNOの産生量を基準（100%）とすると、血管ケアを何もせずに放っておけば、20年後の40代には半分となり、年齢を重ねるにつれ最大85%もNO産生量が低下します。そうなると動脈硬化も深刻化。命に関わる病気の一歩手前という状態に。

からどのようにして生まれるのでしょうか。

NOは、血液が血管を流れる際に生まれる刺激である「ずり応力」（下記左図参照）の刺激によって産み出されます。しかしせっかく産生し放出されても、NOは、血液中でわずか3〜6秒ほどで消失。NOをたくさん産生するには、血流をアップして血管（内皮細胞）をしっかり刺激する必要があるのです。加齢に加え、運動不足、座りっぱなしという動かない生活では、血流はどんどん停滞。NO産生は望めません。

でも安心を！産生量は実は簡単に増やせます

しかし裏を返せば、血流をよくすることができれば、NOは産生できます。46ページから気分や疲労度に合わせていろいろ選べる対策術を紹介しているので、できることから少しずつ始めてみましょう。

血流がよくなれば
血管拡張ガス・NOが出る

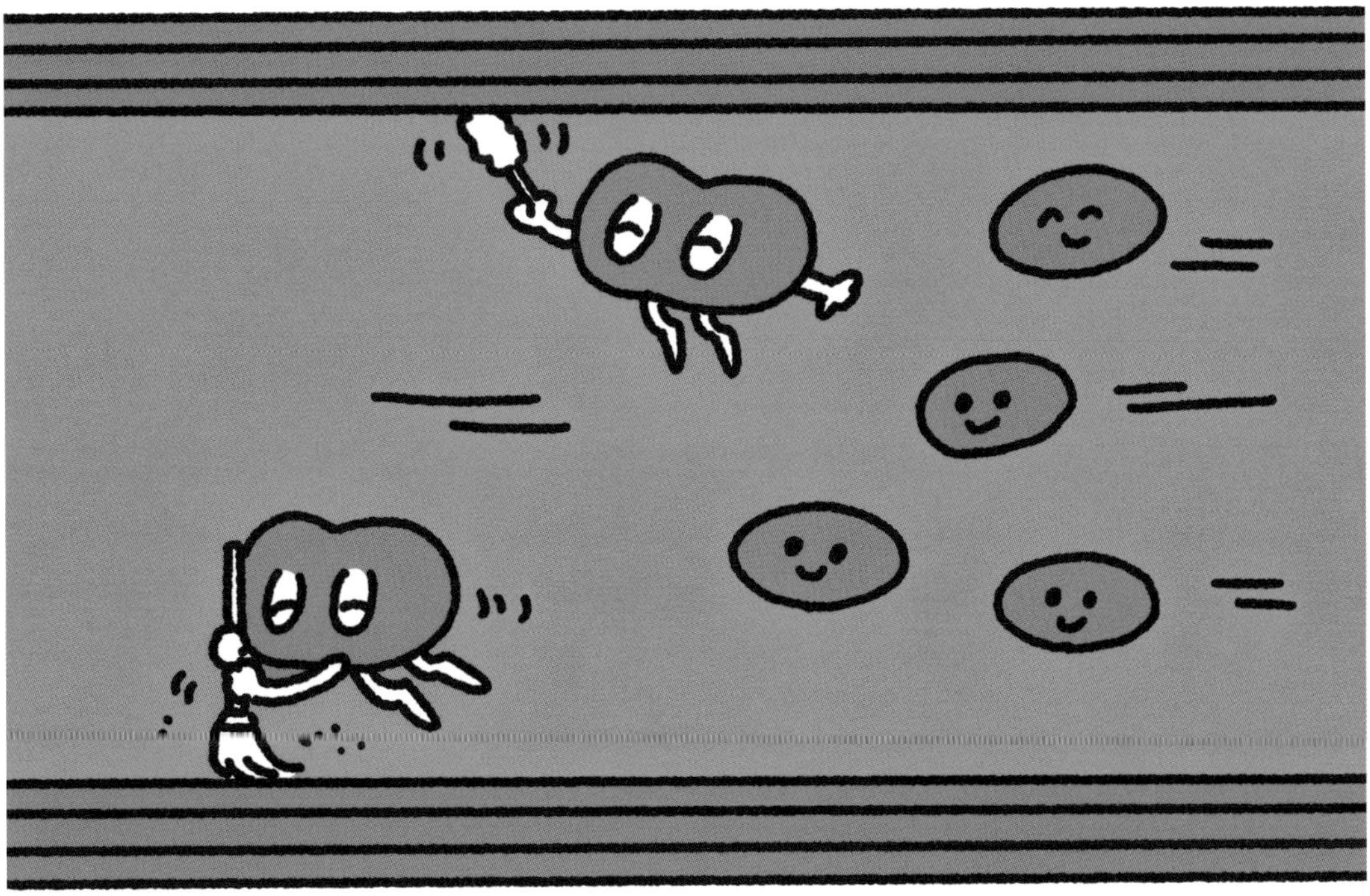

NOは、血液の流れが血管の内皮細胞を刺激することで産生・放出されます。要は血流をよくすれば何歳からでもNO産生量を取り戻していけます。ちなみに年齢以外で

NO産生量を低下させる主な原因は、運動不足（血流量低下）、閉経（エストロゲンがNO産生に関係）、たばこ（血管内皮機能を低下させる）、内臓脂肪（72ページ参照）です。

5 ストレスが血管にも血圧にも悪い理由

ストレスにさらされると、心身ともに緊張状態となり、血圧も合わせて上昇していきます。ストレスを上手にリセットすることは、血圧コントロールにおいてもとても重要です。

ストレスは、血圧上昇スイッチを入れっぱなしにして高血圧へ一直線

私たちはストレスを感じると、脳の中で交感神経が活性化します。すると交感神経が神経系を介して、腎臓の上にある副腎の髄質からアドレナリンをはじめとしたホルモンを盛んに分泌させ始めます。その結果、血圧が上昇。この副腎髄質から分泌されるホルモンは、総称して「カテコラミン」と呼ばれており、「アドレナリン」「ノルアドレナリン」「ドーパミン」の3種類です。

カテコラミンは心臓機能の亢進《こうしん》（必要以上に活発になること）作用や、血糖を上昇させる作用があるため、血液がドロドロ状態となり、血流が低下。それなのに血管は収縮して血流を維持しようとするために、血圧が上がっていきます。ほかにもストレスに常にさらされている状態が続くと、高血圧と深く関わり合いを持つホルモンである「レニン－アンジオテンシン系」のスイッチが入りっぱなしとなり、結果、高血圧となってしまうのです。

レニン–アンジオテンシン系は、血圧上昇連鎖を呼び起こす

レニン－アンジオテンシン系は、高血圧やそれに伴う合併症を促進するため、高血圧治療で注目を集めている体内システムです。

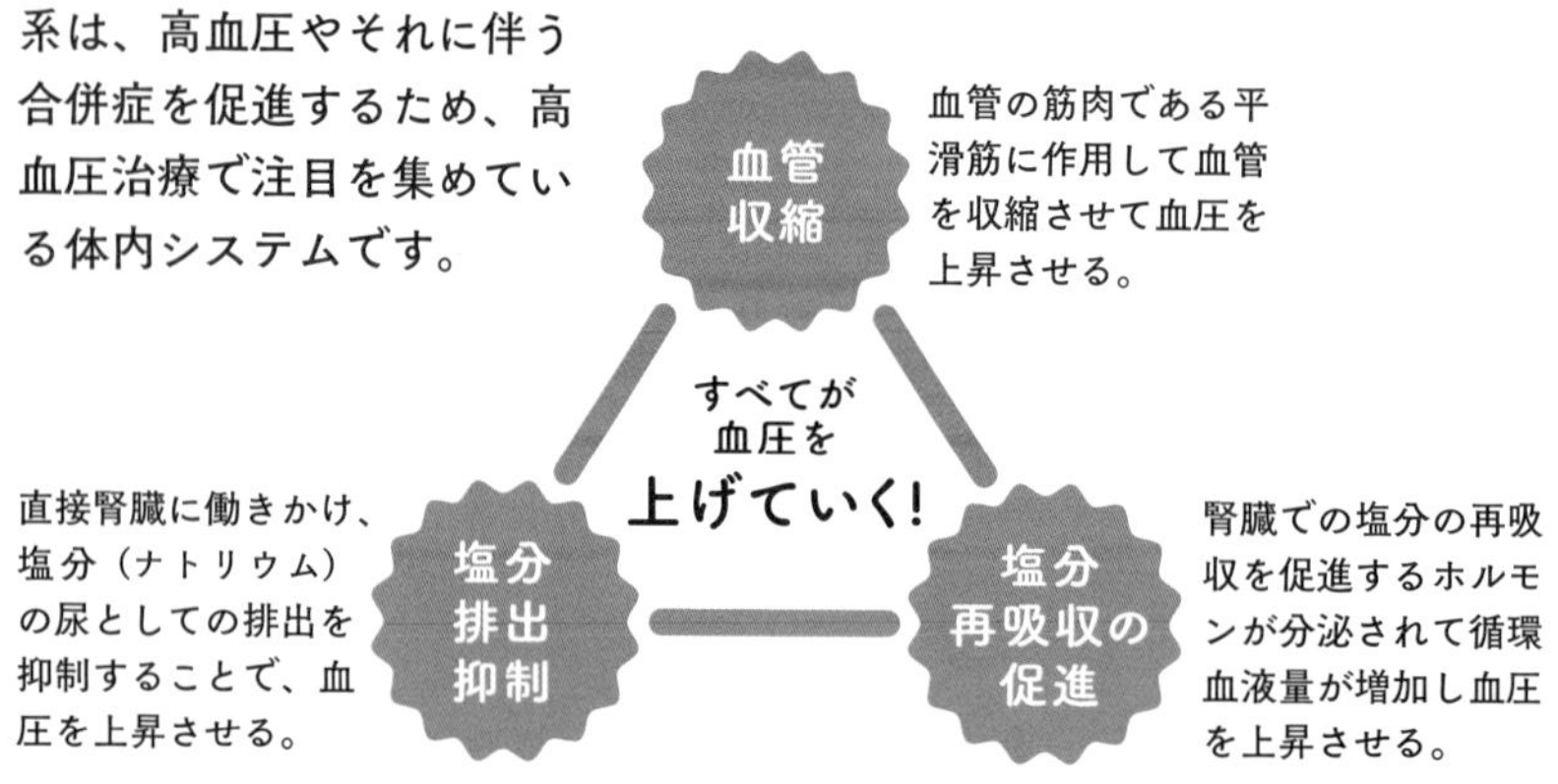
血管収縮
血管の筋肉である平滑筋に作用して血管を収縮させて血圧を上昇させる。
すべてが血圧を上げていく！
塩分排出抑制
直接腎臓に働きかけ、塩分（ナトリウム）の尿としての排出を抑制することで、血圧を上昇させる。
塩分再吸収の促進
腎臓での塩分の再吸収を促進するホルモンが分泌されて循環血液量が増加し血圧を上昇させる。

ストレスで血圧が上昇するしくみ

ストレスが、血圧を上げる要素を総動員してしまう

ストレスがかかると交感神経が活発化し、血圧を上げるように働くホルモンの「❶カテコラミン」や「❷レニン−アンジオテンシン系」が分泌されます。ストレスが続くと、脳が快楽という「報酬」を得ることを欲して「❸塩分」を無性に摂取したくなり、さらに血圧が上がります。ストレスは血圧だけでなく免疫系にも影響を及ぼします。自律神経が支配している腸の働きが悪化して腸内環境が悪玉細菌優位になり、体によくない免疫細胞が腸から全身に広がり、免疫力が低下します。

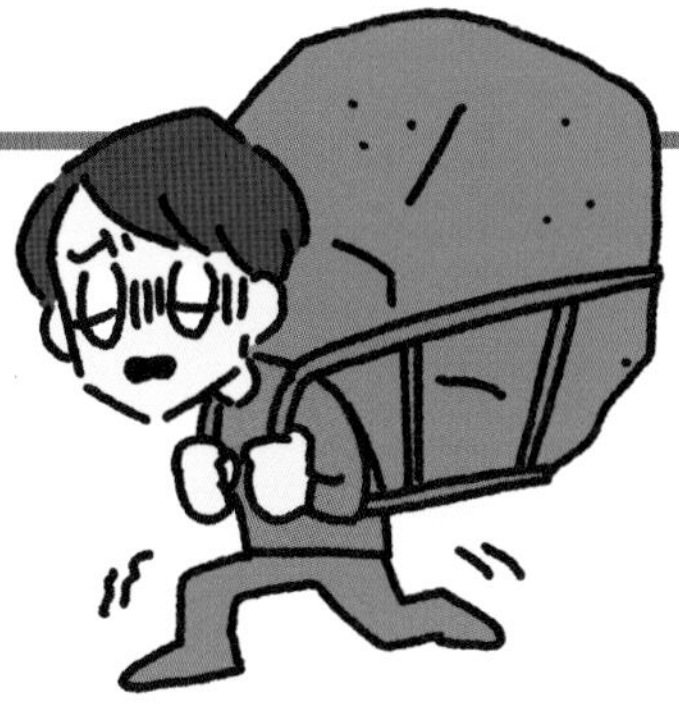

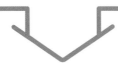

ストレスがかかる

↓

1 カテコラミン

副腎髄質がカテコラミン(アドレナリン、ノルアドレナリン、ドーパミン)を盛んに分泌する。

2 レニン−アンジオテンシン系

血圧上昇連鎖を呼び起こす体内システム(44ページ図参照)。

3 塩分

塩分(ナトリウム)を過剰摂取してしまう。

❶❷❸が同時に起きる

↓

血管収縮

血管の内側が狭くなり血液が流れにくくなる

血管抵抗上昇

血液が流れにくくなって血流ダウン

循環血液増加

血液のボリュームが増える

↓

血圧が上昇

この状態が続くと高血圧へ

6 NOを出して血管を若返らせよう

血圧コントロールに我慢は禁物です。嫌なことはストレスになります。自分のペースで続けられることから始めて、生活の一部とすることで、高血圧ループから抜け出しましょう。

NOを出すには、血液を動かすことが大事。毎日、何かひとつはトライして

血圧コントロールの力強い味方となってくれるNOは、血流をアップすること、いわゆる血液をどんどん動かすことで産生します。こまめに体を動かしたり、電車をひと駅前で降りて歩いたり……。特に「下半身を動かす」のが最も効果的です。

もうひとつのポイントは、「鼻呼吸」です。鼻呼吸では、鼻の穴を通して空気を出し入れするため、口呼吸に比べ空気の出入り口が小さく、空気抵抗も大きくなり、意識しなくとも自然とゆっくりとしたペースの呼吸になります。それだけで副交感神経を優位にしてくれ、血管を拡張。NOの産生も促してくれるのです。とくに鼻呼吸の深呼吸は、普通の呼吸よりも1・2倍も効率よく血圧を下げてくれるという、うれしいデータもあります。また血圧を下げるためによいといわれることをたまに集中して行うよりも、たとえ少しでも「毎日続ける」ことが大事です。

NO産生はチリツモ方式で。小さな積み重ねが大きな結果へ

NO産生	TIPS
弱	0 ぬるめのお風呂にのんびりと入る
	1 動脈もみもみマッサージ
	2 関節ストレッチ5分と、ひざストレッチ
	3 スクワット
	4 ウォーキング30分（10分×3でもOK）
強	5 血圧リセットトレーニング フルセット

TIPS 0

ぬるめのお風呂にのんびりと入る

どんなに忙しくても入浴すれば血流アップ! それだけでNOを産生して血圧もダウン

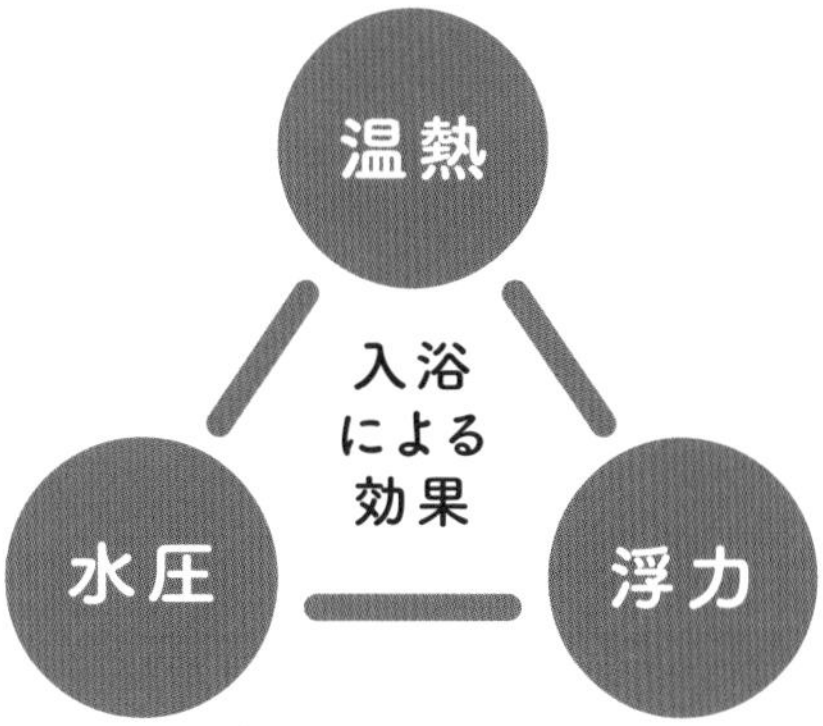

入浴には医学的に認められている3つの効果があります。体を効果的に温めて血流を改善する「温熱効果」。入浴した際にかかる水圧により血液循環を促す「水圧効果」。重力から解放されることで筋肉がゆるみリラックスできる「浮力効果」です

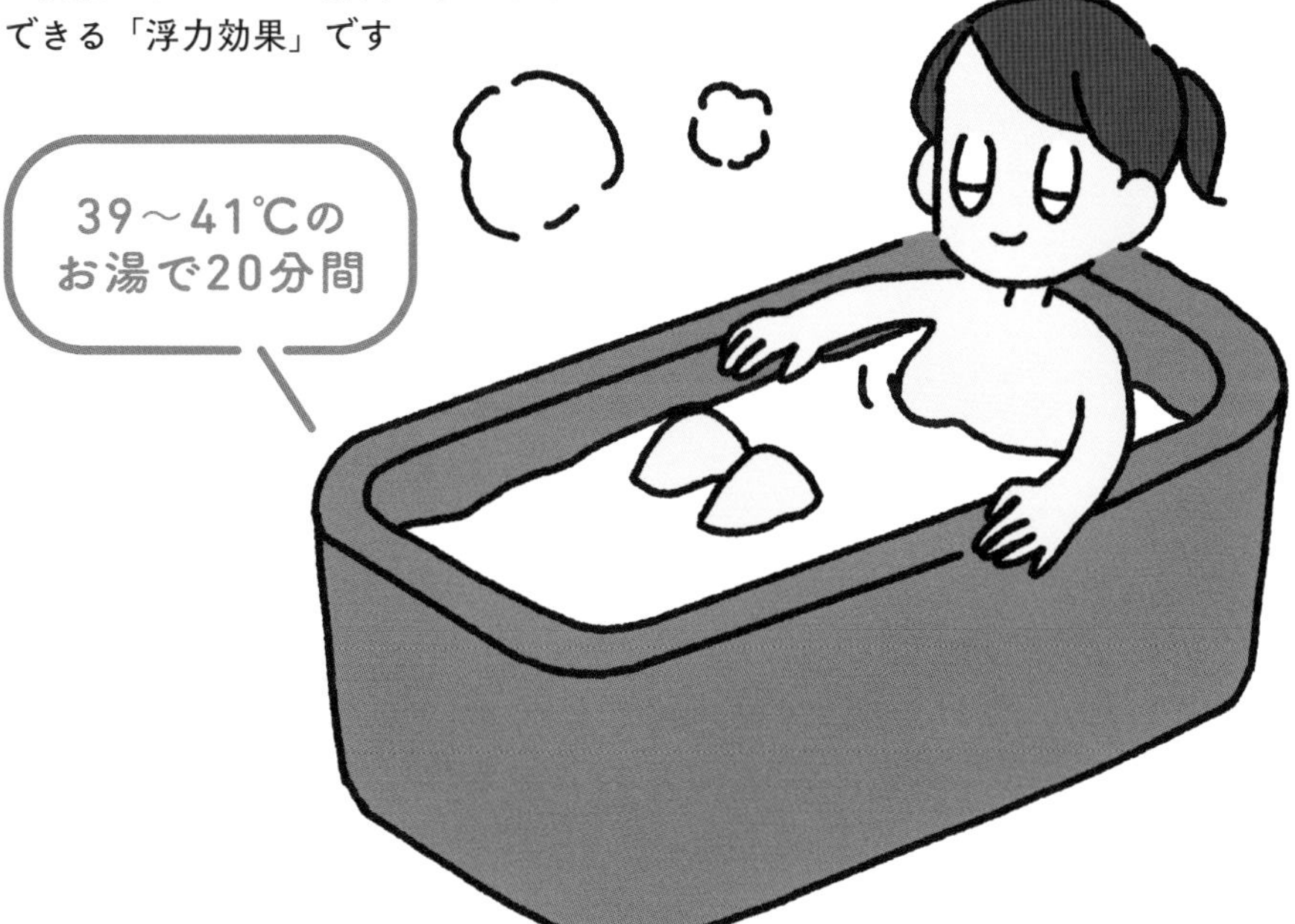

入浴時の3つのPOINT

POINT 1

お湯の温度は、42℃を超えないように

42℃を超えると交感神経を刺激してしまって逆効果。浴槽のお湯の温度は39~41℃で20分程度つかる入浴がベストです。

POINT 2

心臓に負担がかからないよう半身浴で

心臓を圧迫しないようにみぞおちくらいまでの半身浴がおすすめです。肩や首を冷やさないようにタオルをかけて保温しつつ入浴しましょう。

POINT 3

せっかく温めた体を冷やさないよう保温

ぬるめのお湯にじっくりつかってじわじわ温めることで、全身の血流がアップします。入浴後は体を冷やさないようにしっかり保温しましょう。

TIPS

1 動脈もみもみマッサージ

できれば
1日2回

動脈の分岐点を中心にもんで流せば、ぐんぐん血流アップ! NOもたっぷり

NOは、血流のずり応力の刺激によって産生します。これを得られるのがマッサージです。とくに動脈から細動脈への分岐部分は血流が一気に停滞するので、ここを中心にマッサージすることで、効率よく血流アップ&NOを産出できます。

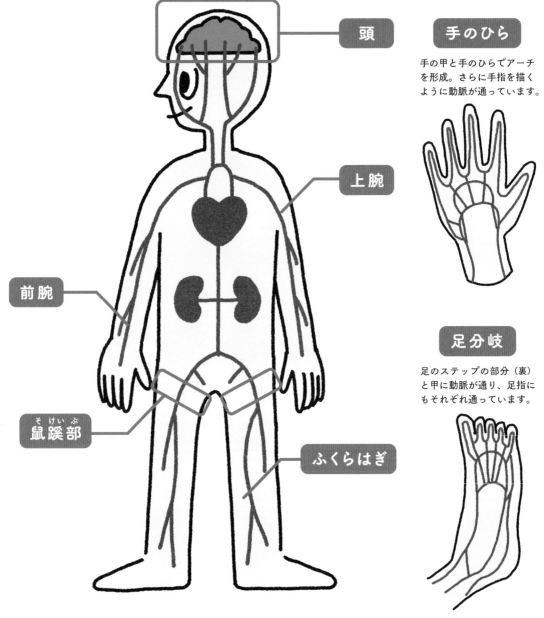

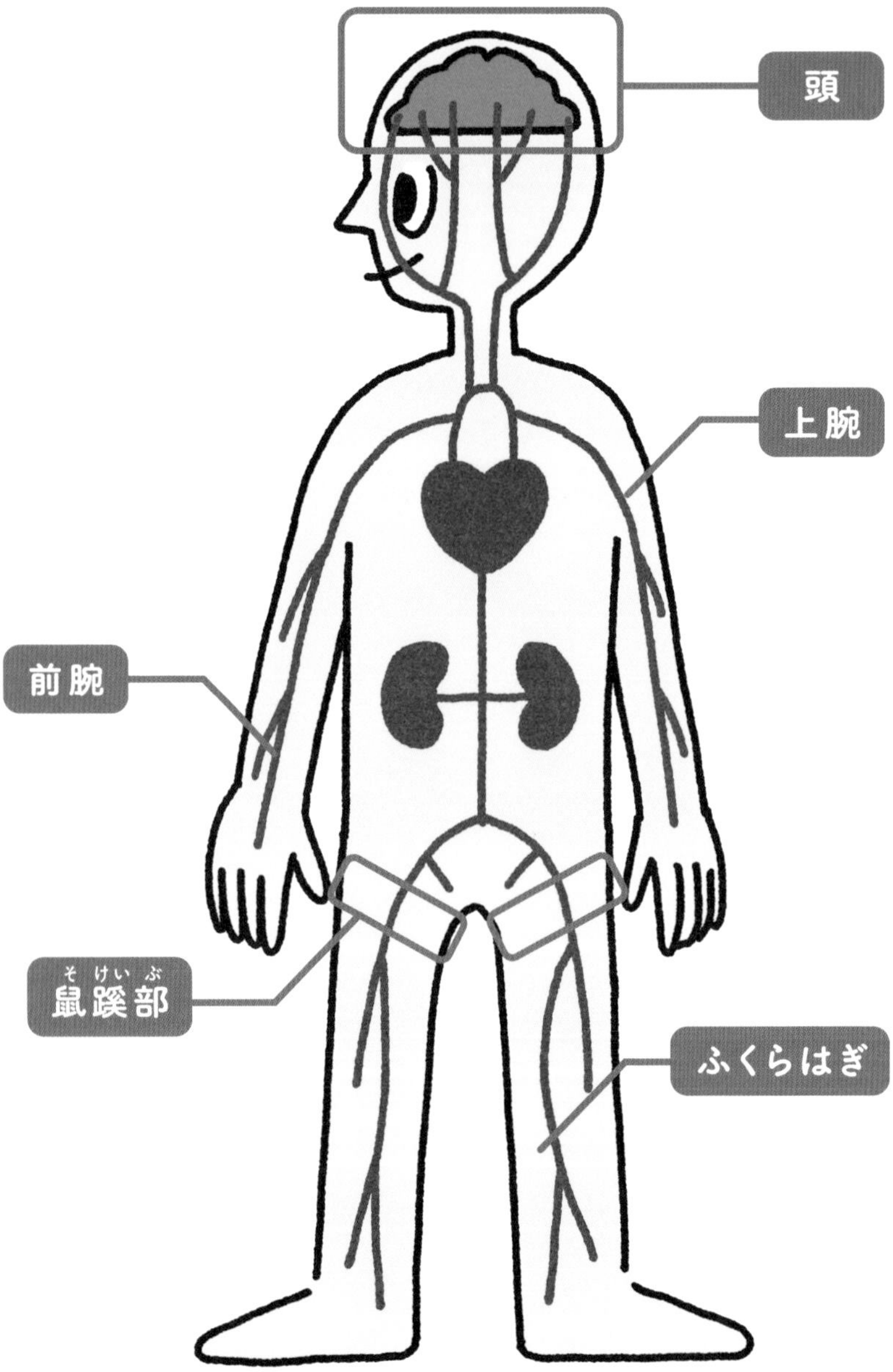

手のひら

手の甲と手のひらでアーチを形成。さらに手指を描くように動脈が通っています。

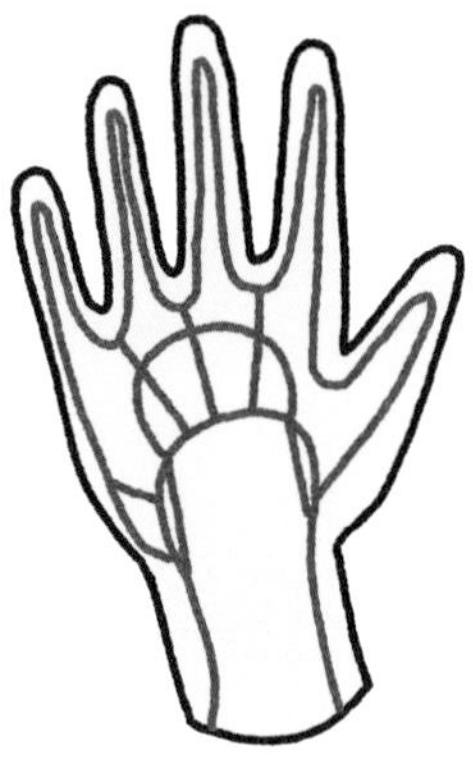

足分岐

足のステップの部分（裏）と甲に動脈が通り、足指にもそれぞれ通っています。

それぞれの部位のもみ方

頭

STEP 1

頭皮をまんべんなくマッサージ。頭皮をずらすように指の腹に力を入れて

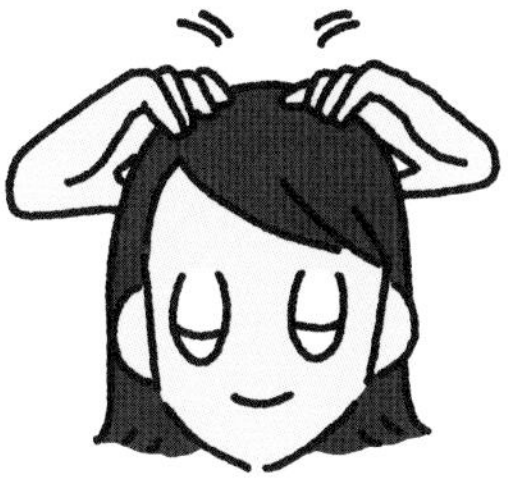

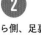

STEP 1

こめかみに手のひらを当てグルグルと円を描くように動かす

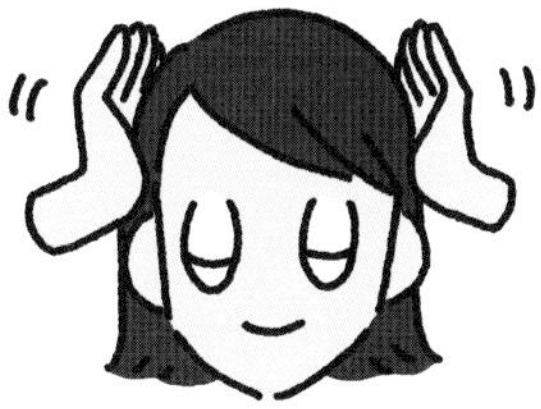

ふくらはぎ

STEP 1

足首からひざにかけて、両手でさすり上げる

STEP 2

ふくらはぎをもむ

STEP 3

ふくらはぎを両手で雑巾のようにねじる（左右両方）

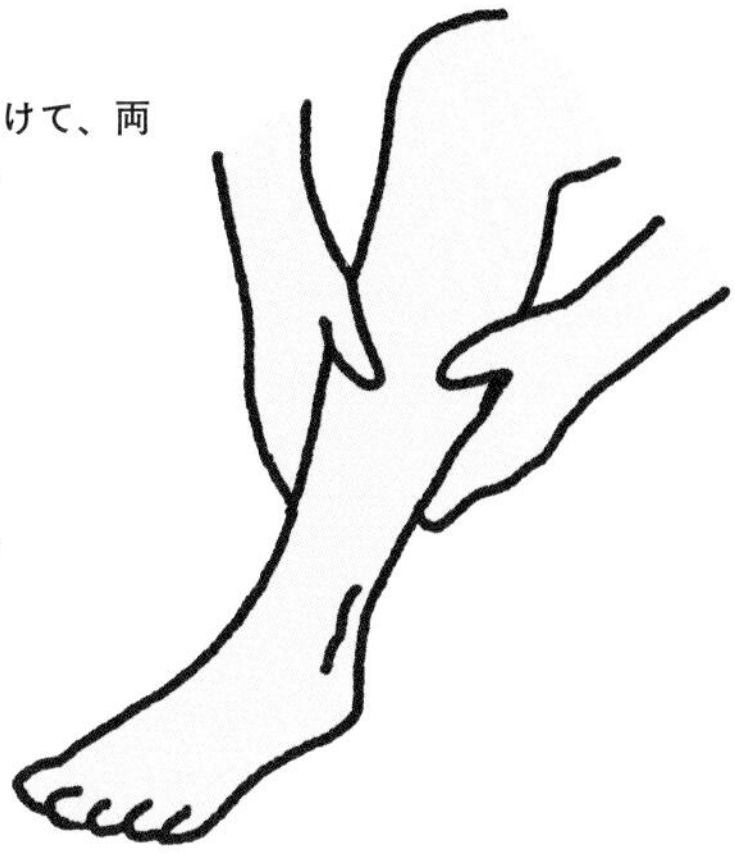

上腕・前腕

上腕

手のひらで上腕を包んで、左右にねじりながら上腕全体をマッサージする（左右両方）

前腕

手のひらで前腕を包み、上腕同様、左右にねじりながら全体をマッサージする（左右両方）

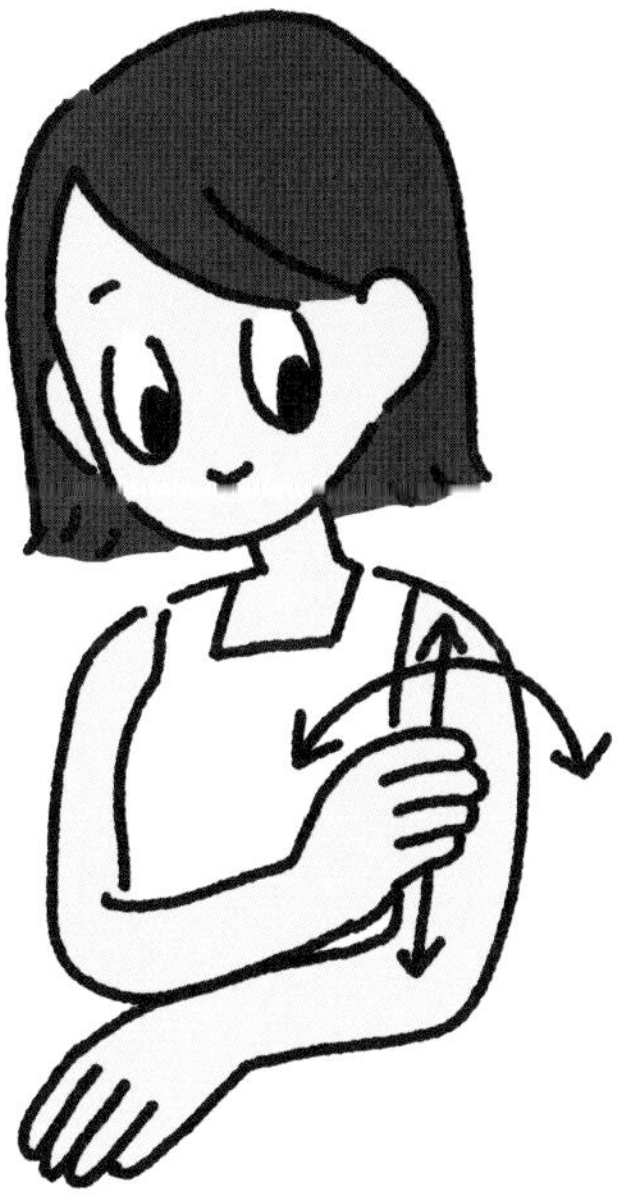

鼠《そ》蹊《けい》部《ぶ》

椅子に座り、親指以外の指で鼠径部を強く押さえながら上下に小刻みに動かす

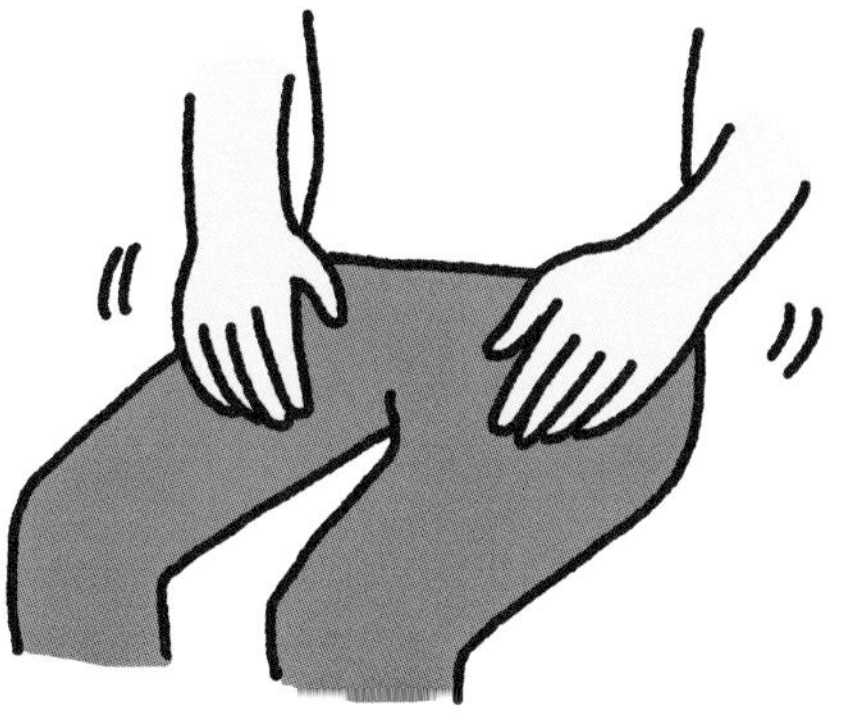

手のひらと足

STEP 1

甲側を、血管を意識しながらていねいにもむ

STEP 2

手のひら側、足裏側をそれぞれ、親指で指圧するようにていねいにもむ

TIPS 2

関節ストレッチ

1日に何度でも

関節を回したり、曲げ伸ばしするだけでも血流量が増え、NO産生がアップ!

仕事のパフォーマンスが落ちてる、疲れてるな……と感じたら、血圧が上がっているサインかもしれません。そんな時は、鼻からの深呼吸に合わせて関節ストレッチで応急処置を! 同時に行うことで血圧を下げ、効率よくNO産生できます。とくに関節の中でも筋肉量の多いひざは、NO産生力が一番高いという報告もあるのでおすすめです。

1分間のストレッチで血流アップ!

手首	+0.6%
足首	+1.0%
ひじ	+0.2%
ひざ	+3.3%

おすすめひざストレッチ❶

ひざ裏を気持ちよく伸ばして血流アップ!

STEP 1

両足がぴったり床につくように、椅子に浅めに座る。肩が前にこないように注意して、背筋はピンと伸ばします。

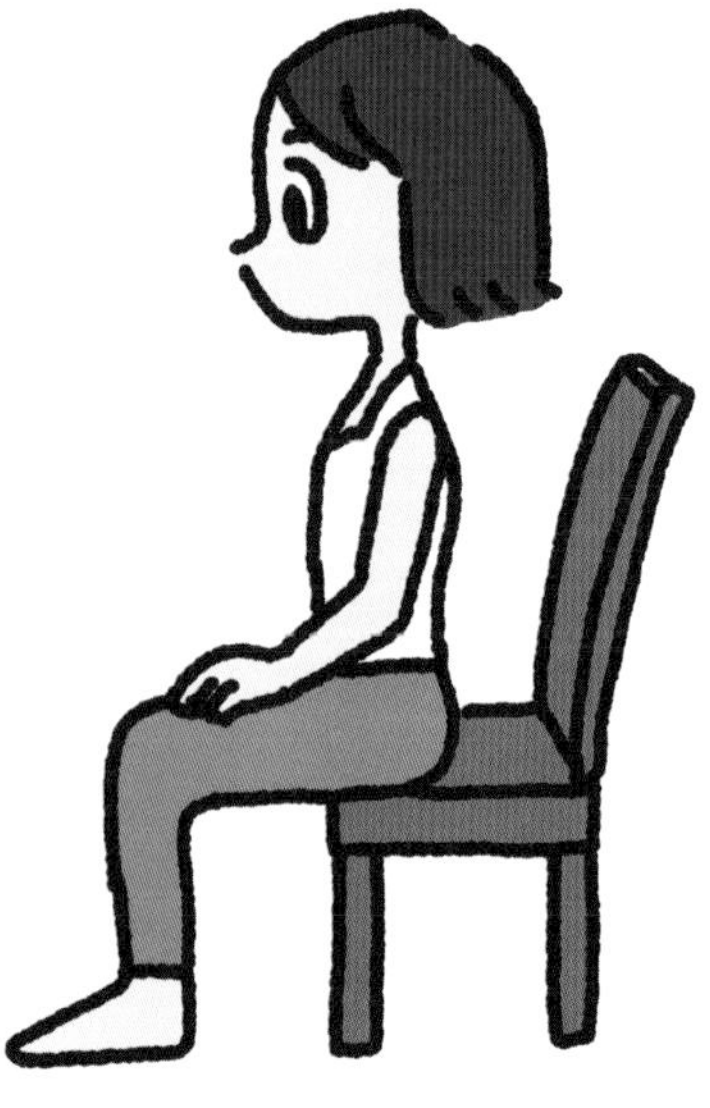

STEP 2

片ひざを伸ばして、上体を前に倒しながら手の先をつま先に近づける(イタ気持ちいいところまで)。この状態で30秒キープ。反対の足も同様に行います。

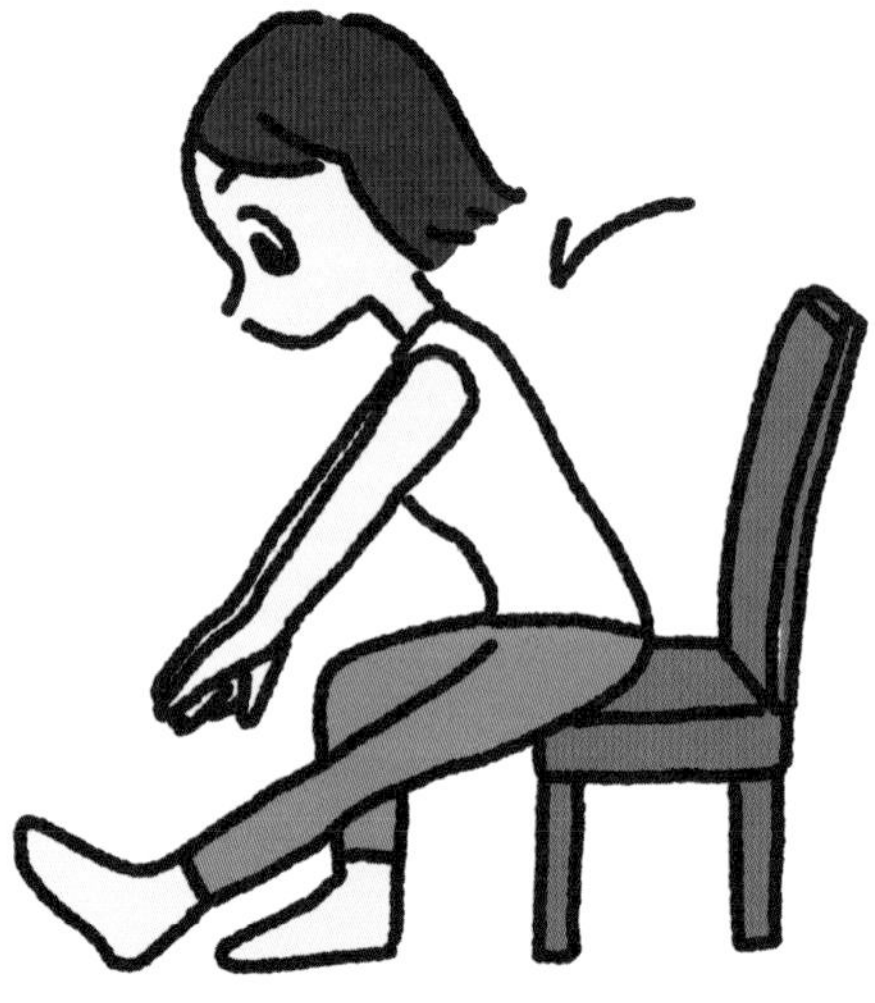

□ おすすめひざストレッチ❷

1分正座→30秒足踏み

リモートワークの休憩中や テレビのCM中にぴったり!

正座は股関節を90度に曲げ、ひざ関節を折りたたんだ状態で全体重を足にのせます。当然足への血流は停滞。この状態から正座を崩すと、一気に血液が勢いよく流れ出し、この血流スピードが内皮細胞を刺激して、NOをどんどん産生してくれるのです。

STEP 1 60秒

正座

背筋を伸ばして正座をします。かかとにお尻をのせて全体重をかけて60秒その状態をキープ。

STEP 2 30秒

その場で足踏み

その場で立ち上がり30秒間足踏みを続けます。

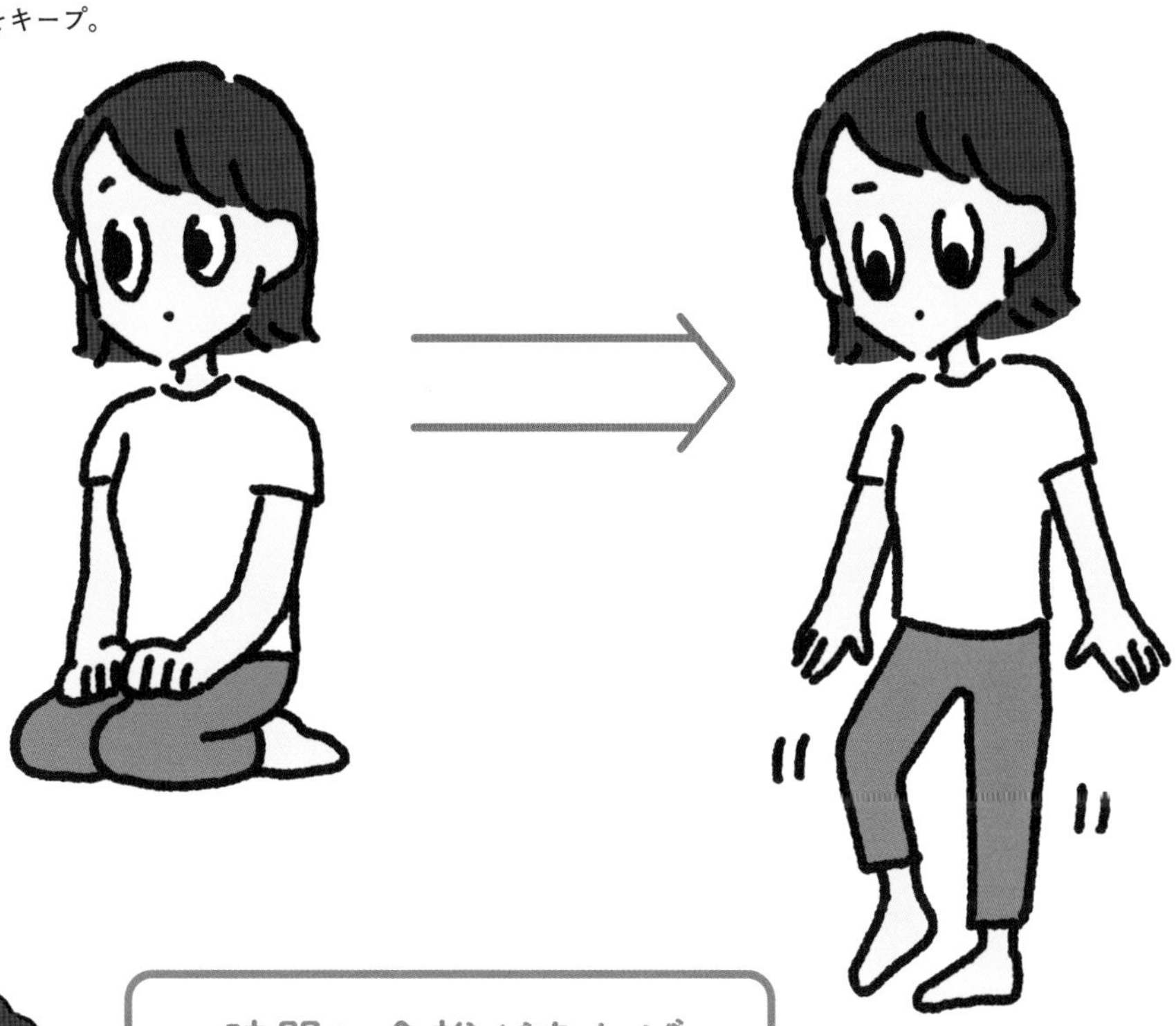

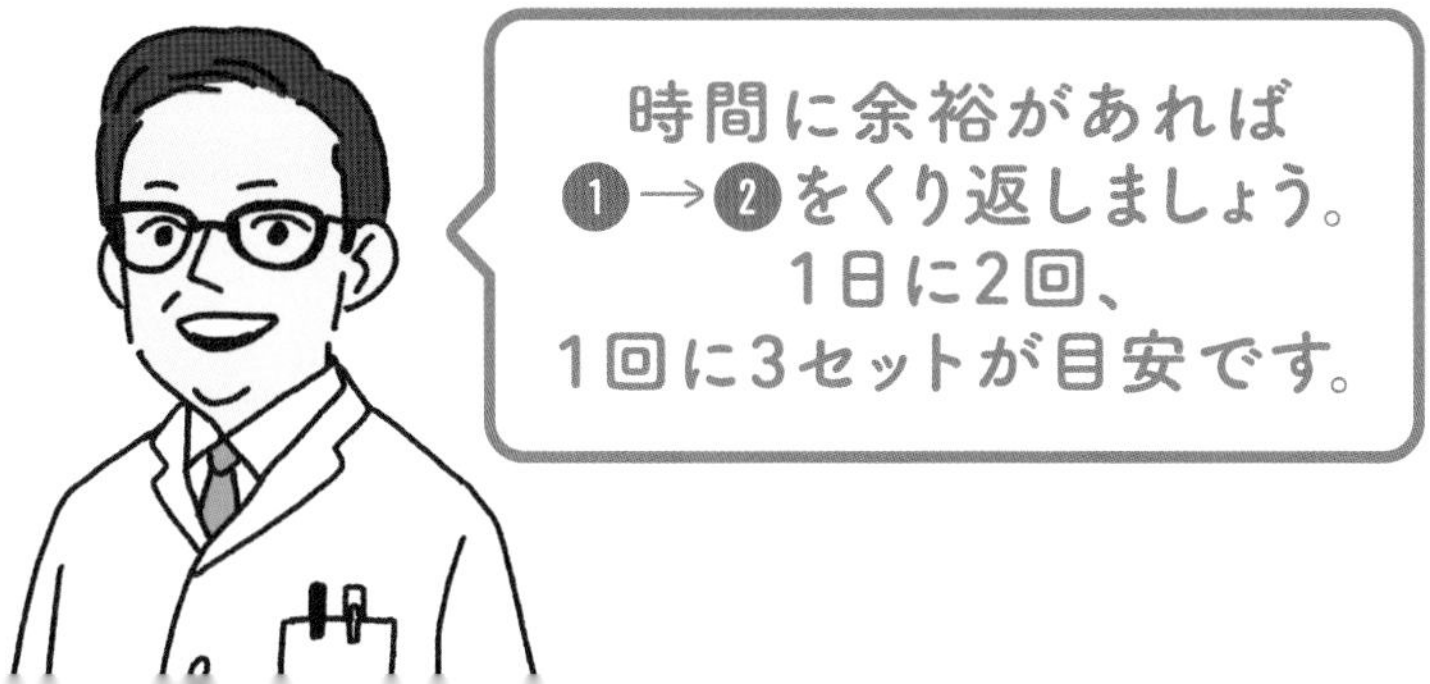
時間に余裕があれば
❶→❷をくり返しましょう。
1日に2回、
1回に3セットが目安です。

TIPS

3 スクワット

10回×3〜5セット
1回にやっても
分けてやっても

下半身の大きな筋肉を鍛えるスクワットは効率よくNOを産生!

NOを効率よく産生するには、筋肉の中でも大きな筋肉を動かすことが大事になってきます。下半身には、太ももの表側の筋肉である「大腿四頭筋」や、裏側の筋肉である「ハムストリング」など体の中でも大きな筋肉が集まっています。ここを鍛えることで、大きな筋肉に蓄えられた大量の血液を体中に巡らせることが可能に。さらに、NO産生力の高いひざの関節を動かすため、一石二鳥です。

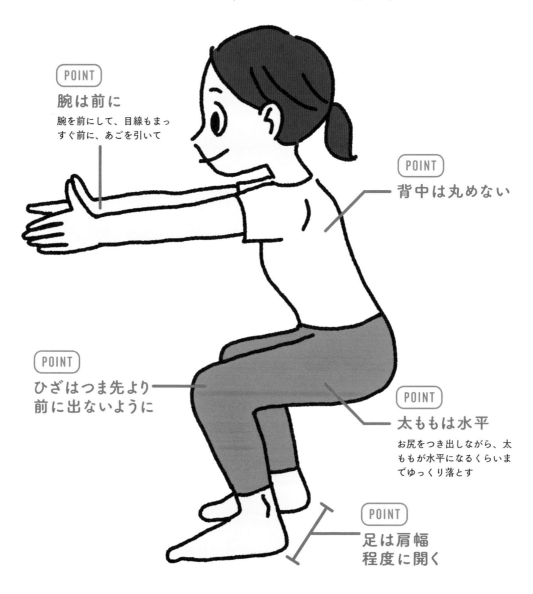

POINT
腕は前に
腕を前にして、目線もまっすぐ前に、あごを引いて
POINT
背中は丸めない
POINT
ひざはつま先より前に出ないように
POINT
太ももは水平
お尻をつき出しながら、太ももが水平になるくらいまでゆっくり落とす
POINT
足は肩幅程度に開く

TIPS

4 ウォーキング30分

10分×3回
でもOK

距離よりも歩く速度が大事!
歩幅も、いつもより大股を意識して

ウォーキングで提唱されている「1日1万歩」ですが、NO産生&血圧降下のためには、「歩数」よりも「速度」を重視します。ただし小走りほどの速さまで上げてしまうと、交感神経が活発になるため、いつもより少し速い程度で十分。また連続して30分一気に歩かなくても、分けて歩くのでも大丈夫です。早歩きの合計が1日30分以上をめざせば、血圧降下に役立ちます。

POINT
かかとから着地
つま先でけり出す

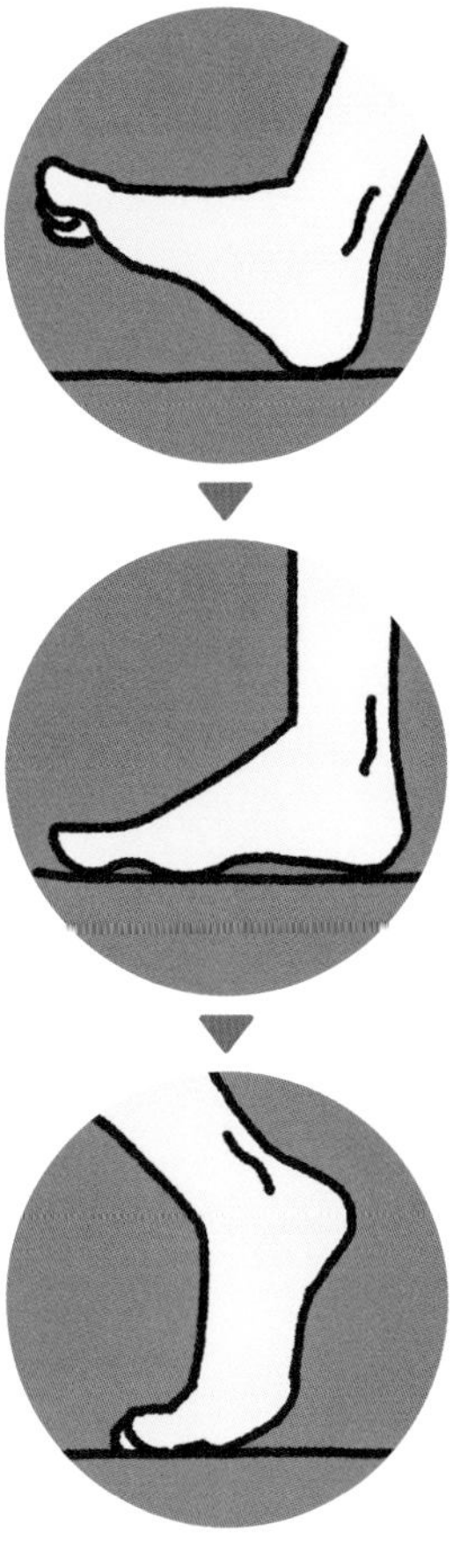

POINT
あごを引く

首が前に倒れないようにあごを引いて。視線は前を向き、骨盤から足を出すイメージで大きく手を振って歩きましょう。

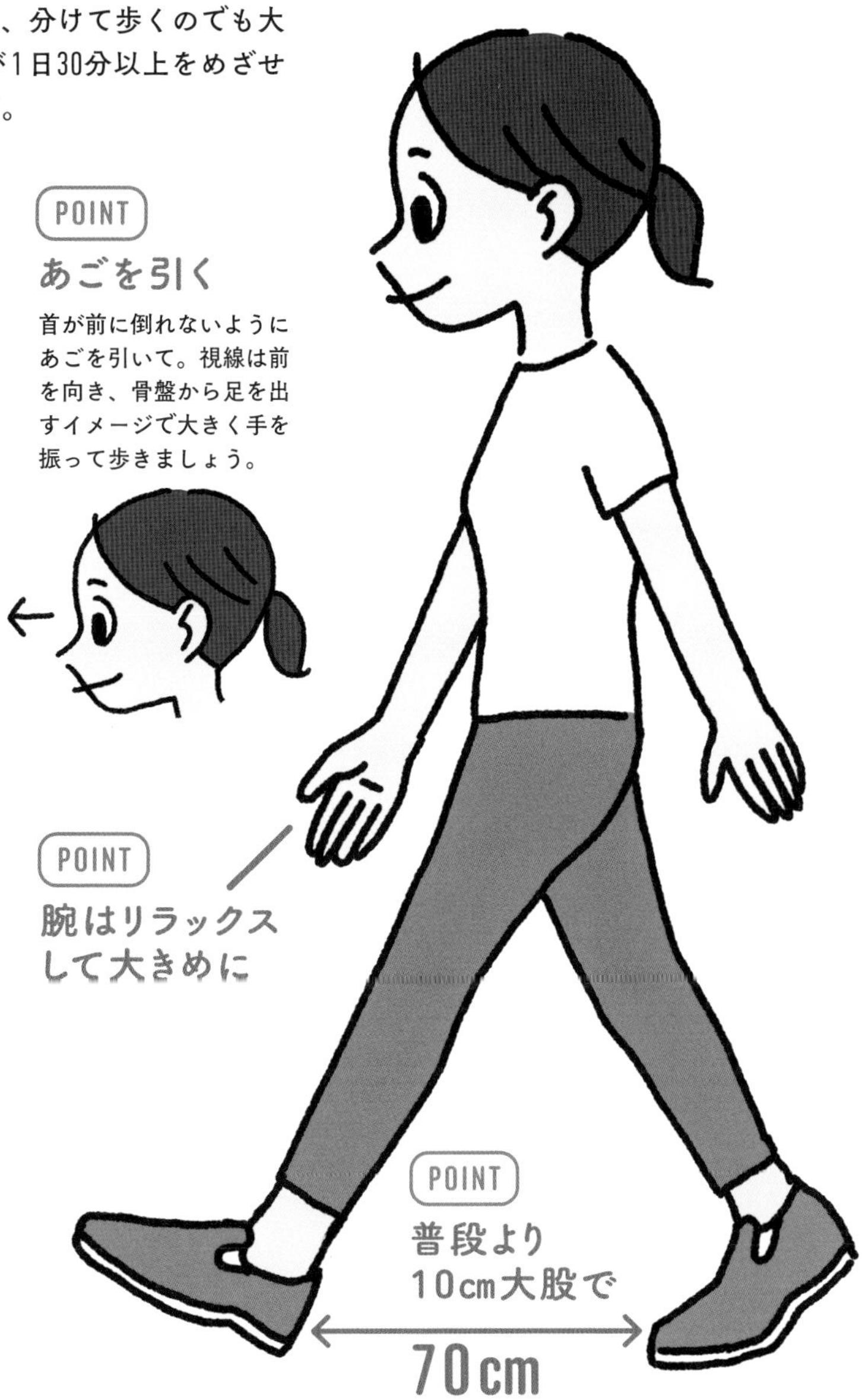
POINT
腕はリラックスして大きめに
POINT
普段より10cm大股で
70cm

TIPS

5 血圧リセットトレーニング

1日
1～2セット

20秒の集中＆休憩で、脂肪をメラメラ燃やしながらNO産生

この運動のポイントは20秒のエクササイズのあと、20秒のインターバルを置くことです。小休止することで心拍数の上がりすぎを防ぎ、運動習慣のない人でもラクにエクササイズを続けられます。この方法は、小休止のない場合よりもNO産生力が高くなります。

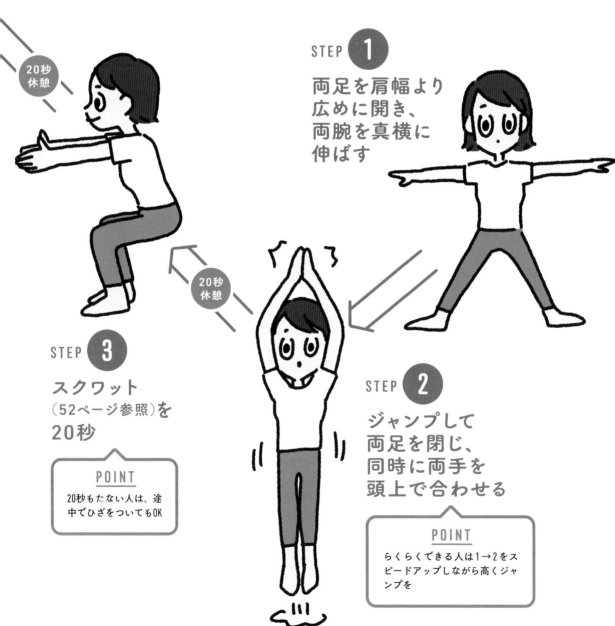

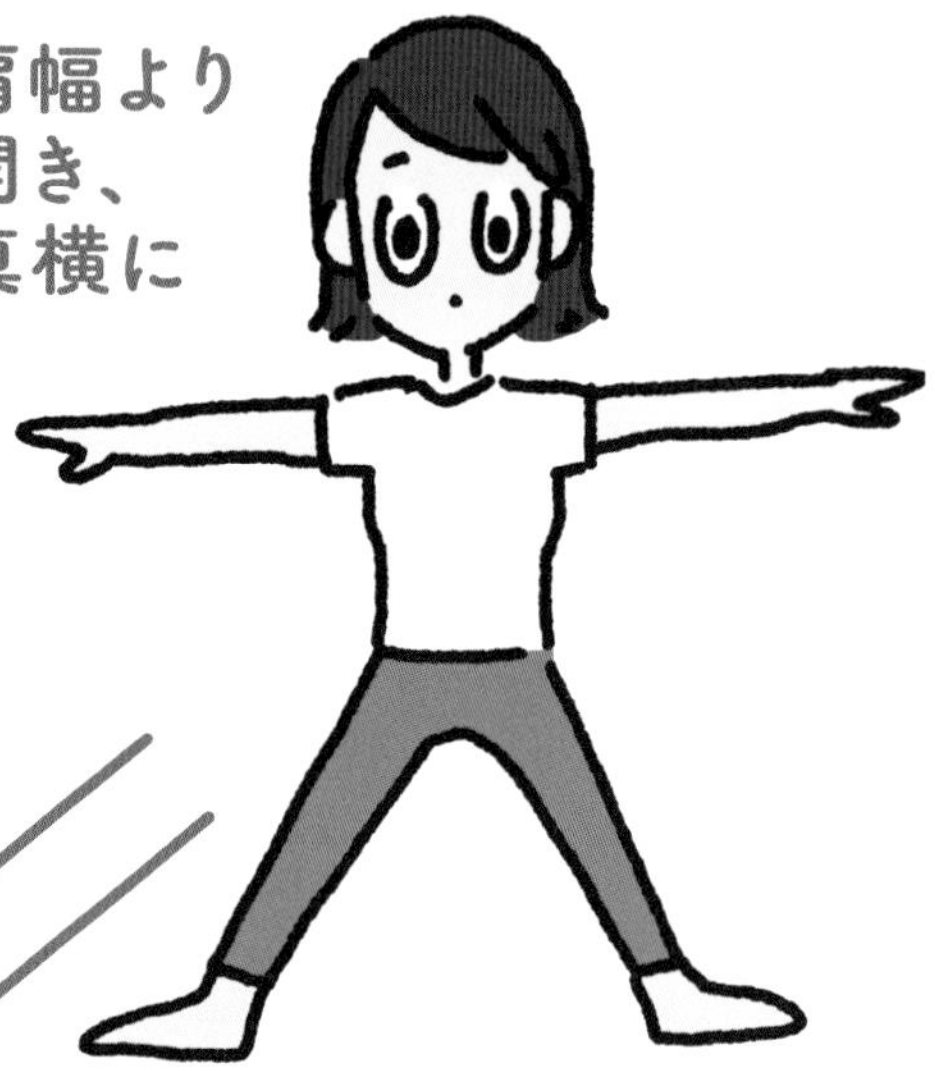

STEP 1

両足を肩幅より広めに開き、両腕を真横に伸ばす

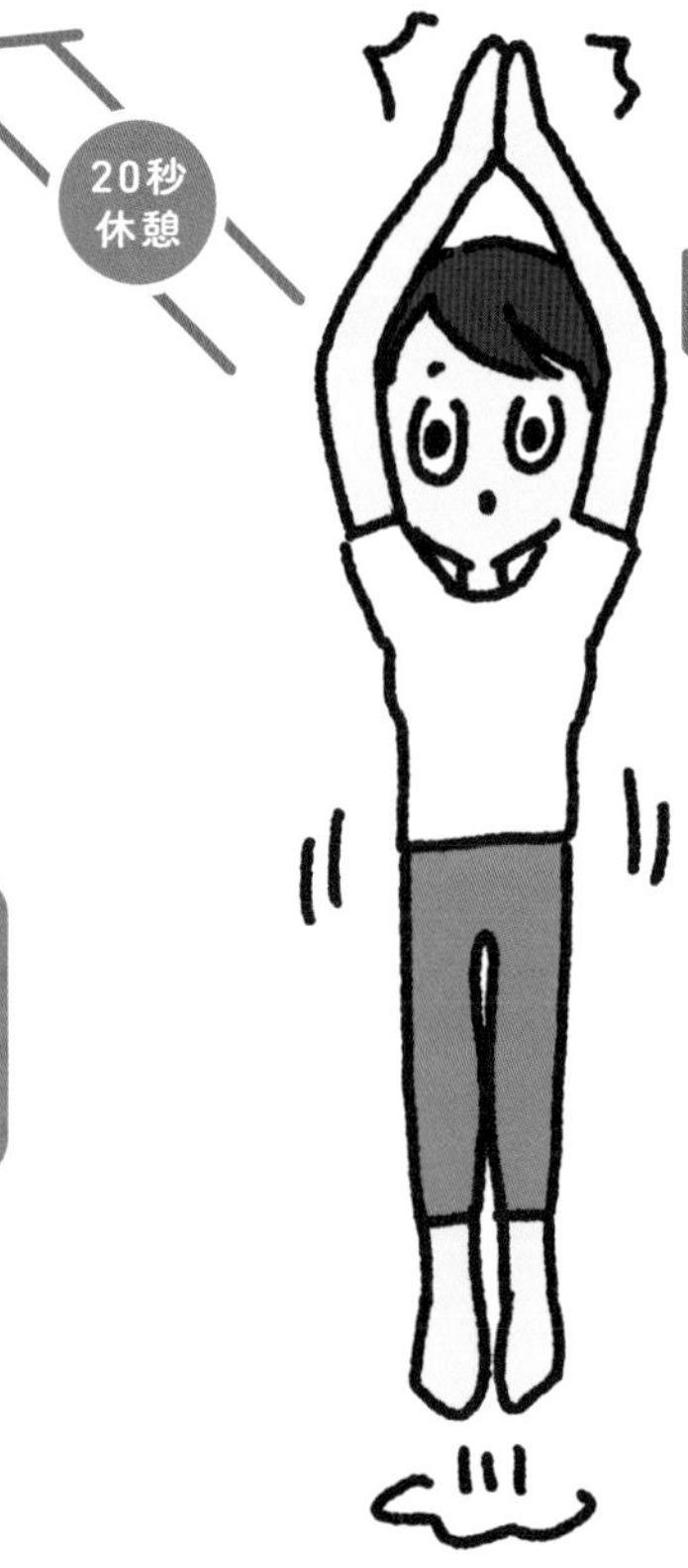

STEP 2

ジャンプして両足を閉じ、同時に両手を頭上で合わせる

POINT
らくらくできる人は1→2をスピードアップしながら高くジャンプを

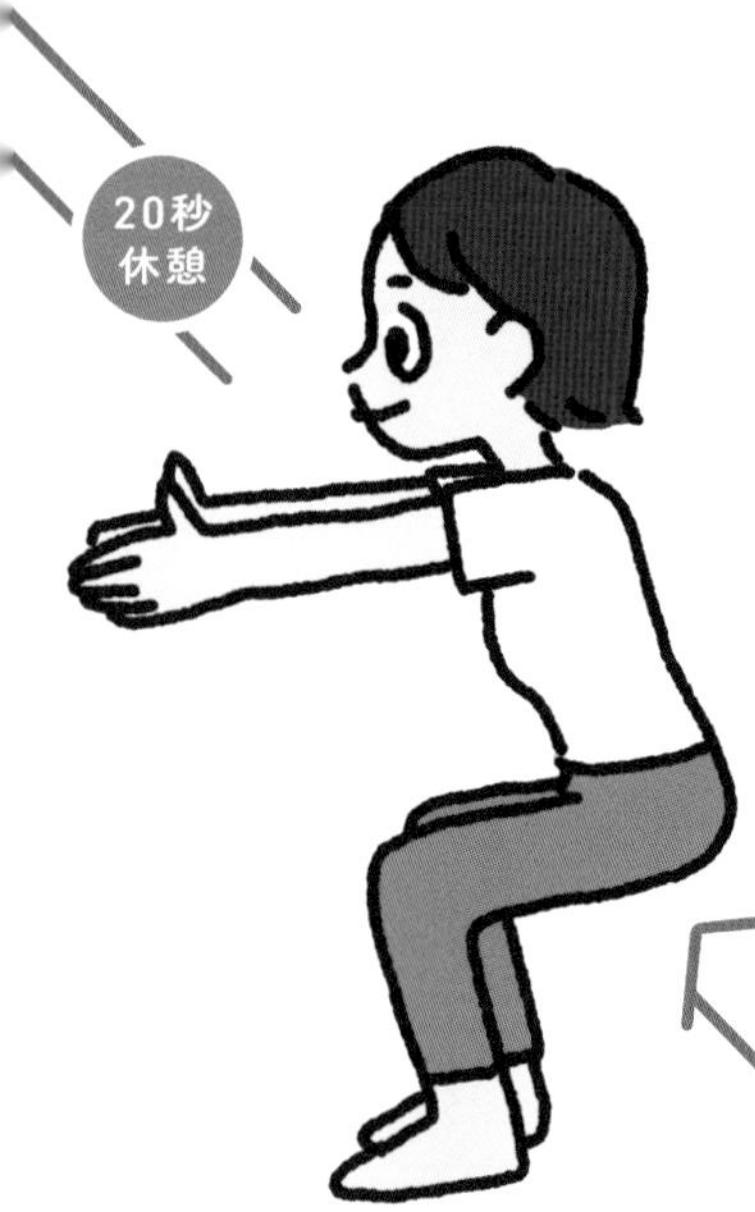

STEP 3

スクワット
（52ページ参照）を
20秒

POINT
20秒もたない人は、途中でひざをついてもOK

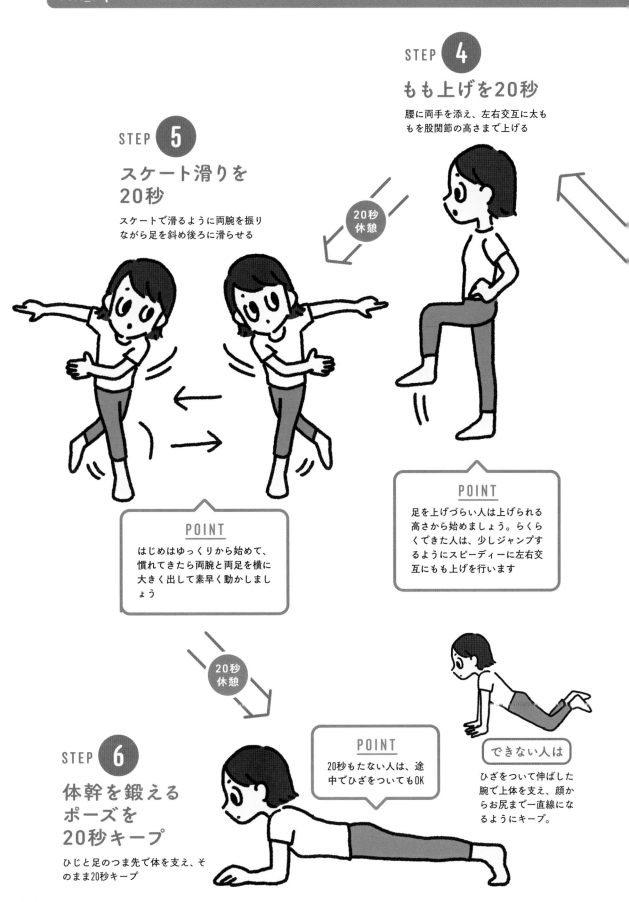

STEP 4

もも上げを20秒

腰に両手を添え、左右交互に太ももを股関節の高さまで上げる

POINT

足を上げづらい人は上げられる高さから始めましょう。らくらくできた人は、少しジャンプするようにスピーディーに左右交互にもも上げを行います

STEP 5

スケート滑りを20秒

スケートで滑るように両腕を振りながら足を斜め後ろに滑らせる

POINT

はじめはゆっくりから始めて、慣れてきたら両腕と両足を横に大きく出して素早く動かしましょう

STEP 6

体幹を鍛えるポーズを20秒キープ

ひじと足のつま先で体を支え、そのまま20秒キープ

POINT

20秒もたない人は、途中でひざをついてもOK

できない人は

ひざをついて伸ばした腕で上体を支え、顔からお尻まで一直線になるようにキープ。

7 ストレスによる血圧上昇をストップ！

ストレスを感じたときにそのままにしておくと、血圧はどんどん上昇し、血管の内皮細胞も傷つけることになります。ストレスは放置せずに、こまめにリセットが鉄則です。

緊張したらまずはひと呼吸ブレイクタイム

ストレスを感じると交感神経が優位となり、呼吸は速く、浅くなります。ストレスを感じたりイラッとしたりしたら、まずは手を休めてゆっくり深呼吸。呼吸をゆっくりと行うだけで自律神経に働きかけて、副交感神経がアップしてきます。その場合、口呼吸ではなく必ず鼻呼吸で。深く鼻呼吸すれば肺胞がふくらみ、肺の表面からNOが産生されるとともに血圧も下がり始めます。

60秒鼻歌

ストレスでキリキリきたら60秒間、鼻歌を歌ってリセット

鼻歌ハミングをすると自然と鼻呼吸の回数が増えるため副交感神経もアップしてリラックスできます。さらに興奮して拍動が速くなっていた心拍数が落ち着き血圧も低下。ハミング中は通常の呼吸と比較してNOが15倍も増加するというデータもあり、見逃せません。

■呼吸によるNOの産生量

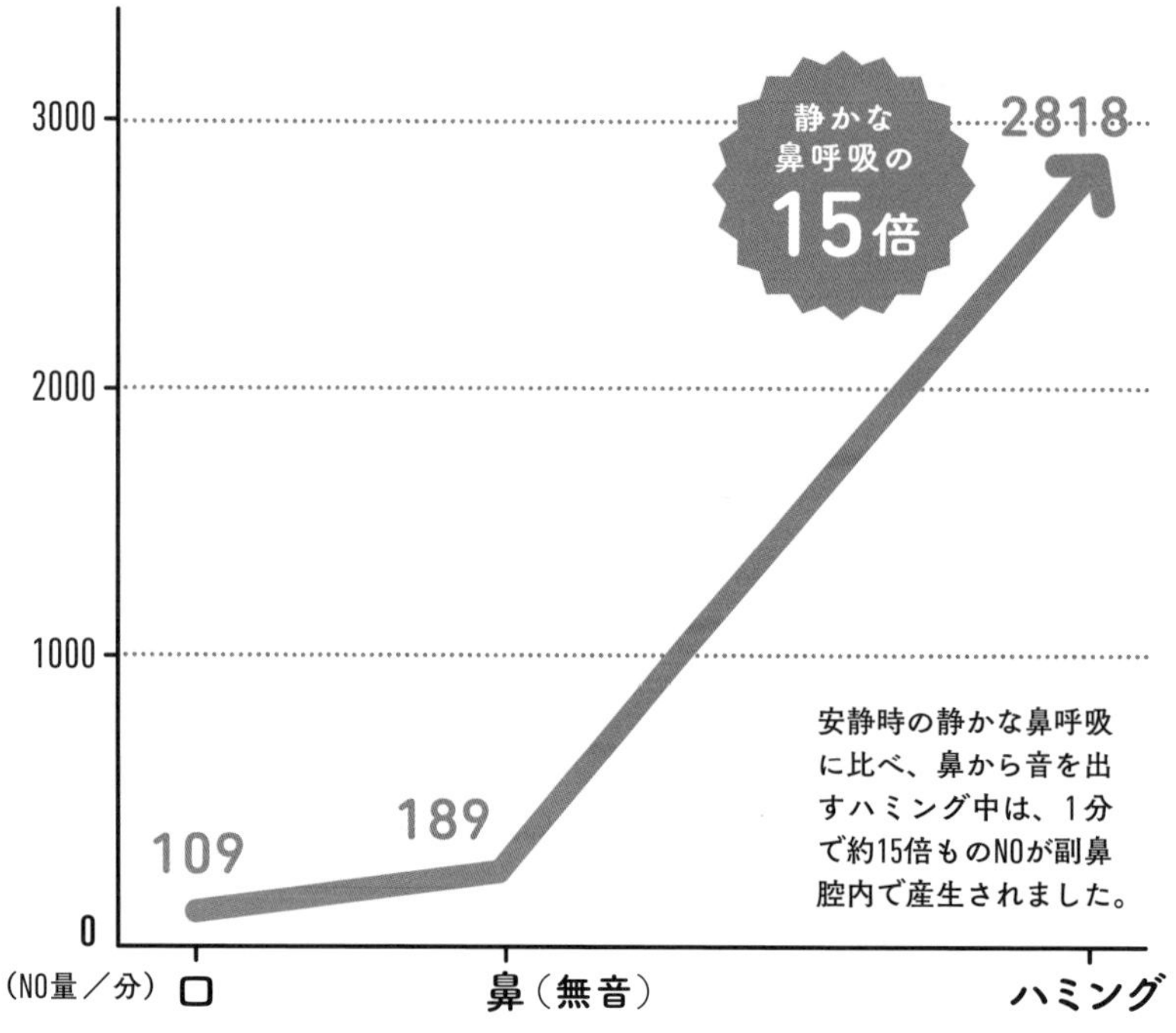

片鼻呼吸

ストレスで、無意識のうちに浅くなった呼吸をリセットして、副交感神経アップ!

ストレスがかかると全身がこわばり、肩に力が入り、呼吸が浅くなります。しかも浅い呼吸は交感神経を刺激するため、さらに呼吸が浅くなるという悪循環ループに陥りがちです。またこういう場合は、たいてい口呼吸になっています。鼻での深呼吸を行うことで悪循環を瞬時にリセットし、血圧をコントロールしましょう。

STEP 1 目を閉じて静かにリラックス

ラクな姿勢で肩の力を抜いてリラックス。目を閉じるとよりリラックスできます。椅子に座ってやるのでも、床に座るのでも、横になって行うのでも構いません。

STEP 2 2〜3回ゆっくりと深呼吸

口を閉じて鼻から息を大きく吸い込み、その倍の時間をかけるつもりでゆっくりと息を鼻から吐き出しましょう。鼻から吸って鼻から吐く深呼吸を2〜3回くり返します。

右(吸う)→左(吐く)→
左(吸う)→右(吐く)
1セット×
2〜3回

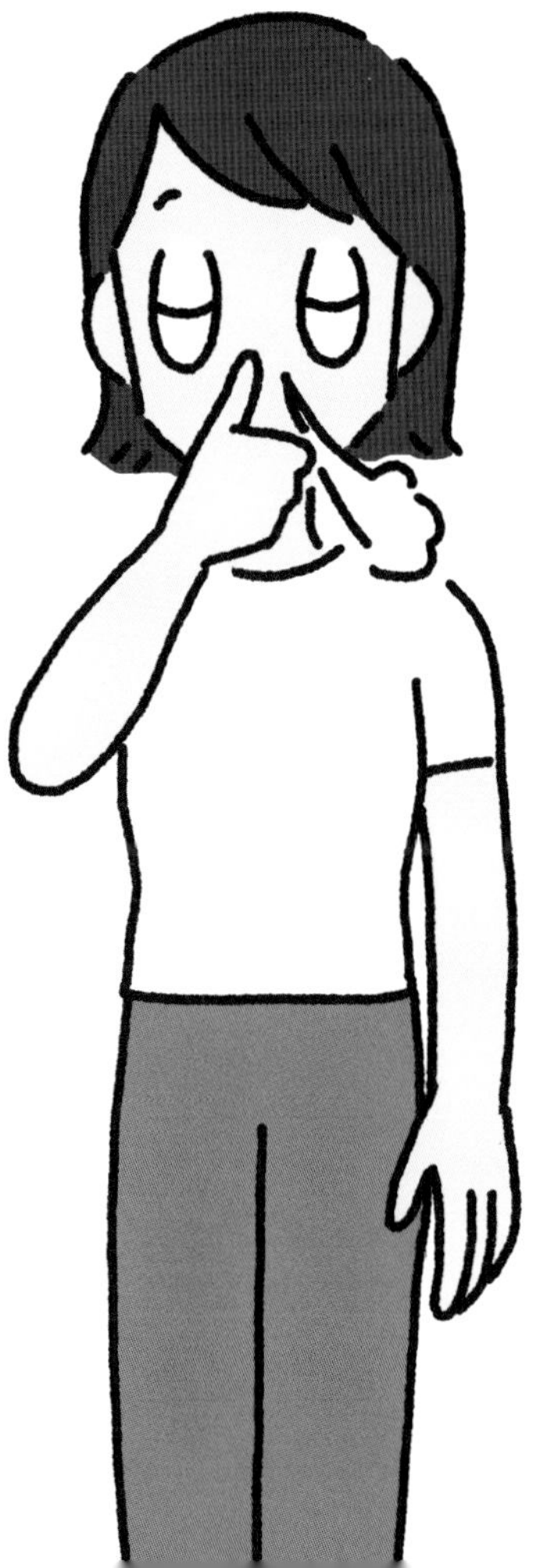

STEP 3 左の鼻からゆっくりと吸ってストップ

親指で右鼻を押さえて、ゆっくりと息を吸い込みます。息を吸いきったら、一度両方の鼻をつまんで息を止めて数秒キープ。

STEP 4 右の鼻からゆっくりと吐き出す

つまんだ右(鼻側)の指をはなし、右の鼻から息を吐きます。細く長く吐くように意識しましょう。吐ききったら再度息を止め、続いてそのまま右の鼻から息を吸い、左右を替えて❸→❹を行います。これを2〜3回くり返します。

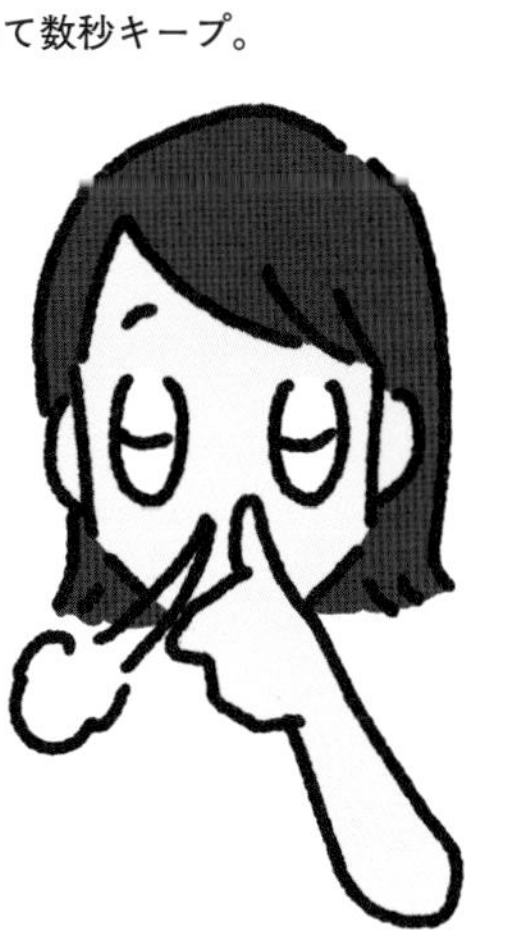

Column

3

意外！日光浴でNO産生&血圧ダウンも

日焼け止めを塗っても、血圧コントロール効果は変わらない

肌にとっては「百害あって一利なし」といわれることの多い紫外線。しかし紫外線が天然の血管拡張薬になる可能性が指摘されています。

イギリスのエジンバラ大学のリチャード・ウェラー博士により行われた実験によると、紫外線A波を全身に20分間照射後、30分で血圧がもっとも低下し、最大60分持続。さらに皮膚の血管にはNOのもととなる硝酸塩濃度が上昇するとともに、血流もアップしたと報告されています。

ちなみに紫外線をカットして、熱のみを肌に届くようにした実験では、血圧の低下はみられなかったそうです。また、日焼け止めを塗っても日光による血圧降下パワーは持続するという報告もあります。

紫外線対策を取りつつ、たまには散歩などの日光浴をしてみるのもよさそうです。

■ 紫外線A波と血圧ダウンの効果

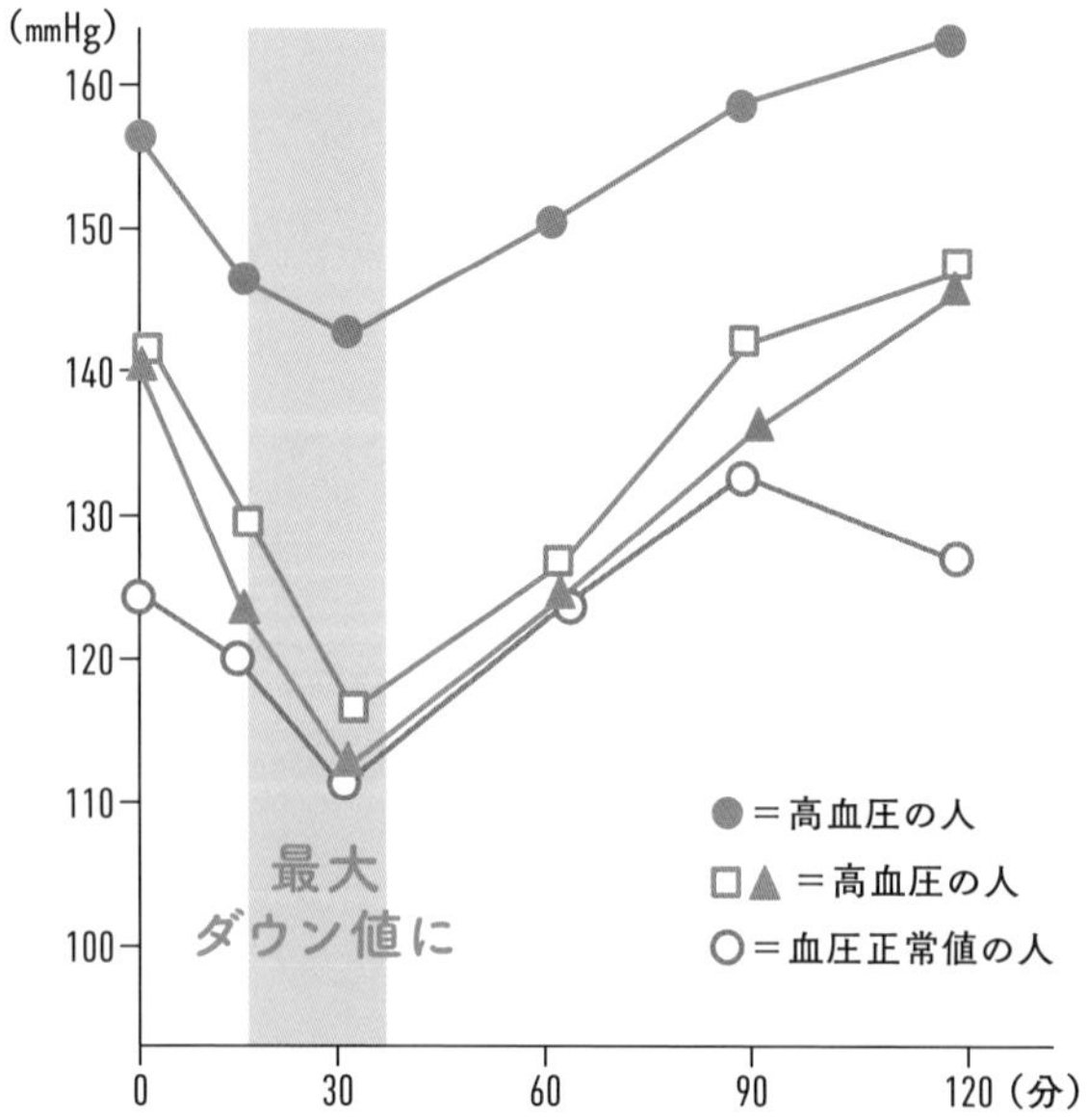

■ 紫外線A波を30分浴びた後の血圧の変化

皮膚の血管拡張物質	+2.3倍
血流の増加	+2.6倍
血管抵抗 大きいほど血流が悪くなる	-28%

Part 3

血圧が下がり、血管が若返るチリツモ術

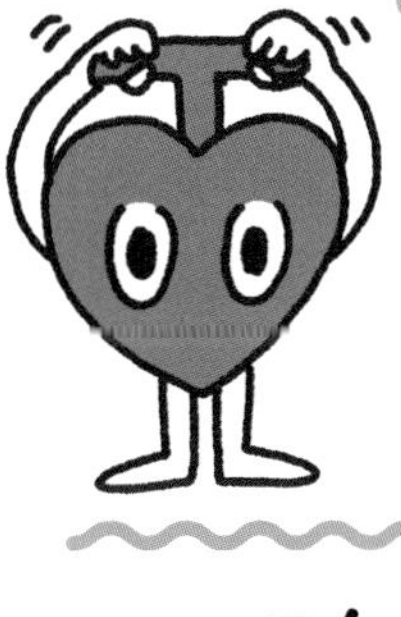

5年後10年後に後悔しないために
今すぐ始めたい改善術!

1 塩と上手につきあう方法

血圧コントロールにセットのようについてくる「減塩」。しかし塩分が直接血圧を上げるわけではありません。真の原因は腎臓の働きが追いつかなくなることなのです。

塩分を過剰に摂取すると血圧が上がる理由とは？

塩分（ナトリウム）は何かと悪者にされがちですが、人体にとってなくてはならないミネラルです。そのため体には血液中のナトリウムを一定濃度に保つ機能が備わっており、その働きを一身に担っているのが腎臓です。

塩分の影響を受けやすい人、そうでない人

遺伝子レベルの解明が進み、高血

塩分が1日6gを超えると血圧は急上昇

意外なメニューが1食で高塩分。塩分過多は腎臓に負担をかける

1日の塩分摂取の目標量は、厚生労働省では男性7.5g未満、女性6.5g未満としています。高血圧の人に向けては、日本高血圧学会での推奨値は男女ともに6g未満。しかし、WHO（世界保健機関）の基準は5g未満です。ボーダーラインの塩分摂取量である6gを超えてしまうと、上の血圧は、一気に3倍以上に急上昇し、下の血圧も塩分が増えるほどに上昇します。そして塩分が1.4g増えると排尿は2.3倍にも増加。腎臓も膀胱もフル稼働状態になってしまいます。

即席ラーメン	5.4g
梅干しおにぎり（2個）	4g
焼き魚定食	5g
すき焼き（1人前）	6.1g
コーンスープ	7.1g

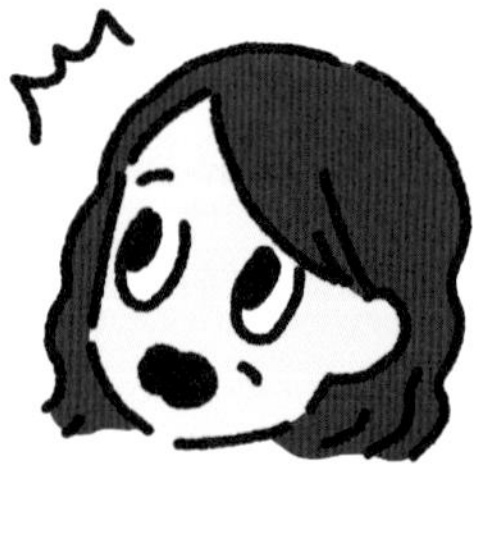

圧に2つのタイプがあることがわかってきました。塩分の影響を受けやすい「食塩感受性高血圧」とそうではない「食塩非感受性高血圧」です。

食塩感受性タイプは塩分を多く摂ると腎臓の交感神経が高ぶってナトリウムを排出する遺伝子の働きを抑えるよう作用します。その結果、血液中のナトリウム濃度が上がってしまい、血管内の濃度を保つために水分を増やし、体を循環する血液量が増加。このため血圧が上がっていきます。日本人の2割が食塩感受性タイプですが、高血圧患者の50%の人がこのタイプだといわれています。

一方、「食塩非感受性」の人は減塩しても血圧が下がりにくく、血圧を上げるホルモンの影響で血管が収縮し、血圧が上がっています。

だからといって塩分に無関係というわけではなく、塩分を多く摂り続けるとホルモンが変異して心不全や腎臓障害になりやすいのです。

食塩感受性高血圧

ナトリウムの再吸収で血圧が上がるタイプ

塩分の影響を受けやすく、塩分を多く摂ると血圧が上がりやすく、減塩することで血圧が下がりやすいタイプ。日本人の高血圧患者の5割程度が食塩感受性タイプだといわれています。

1. 塩分過多になると腎臓内の交感神経が活性化し、ナトリウム排出遺伝子の活性を抑制。
2. 腎臓でのナトリウム排出機能が低下してナトリウムの再吸収が起こる。
3. 血液中のナトリウム濃度が高くなる。
4. ナトリウムは水分と結びつきやすいので血液量が増え、結果、血圧が上がる。

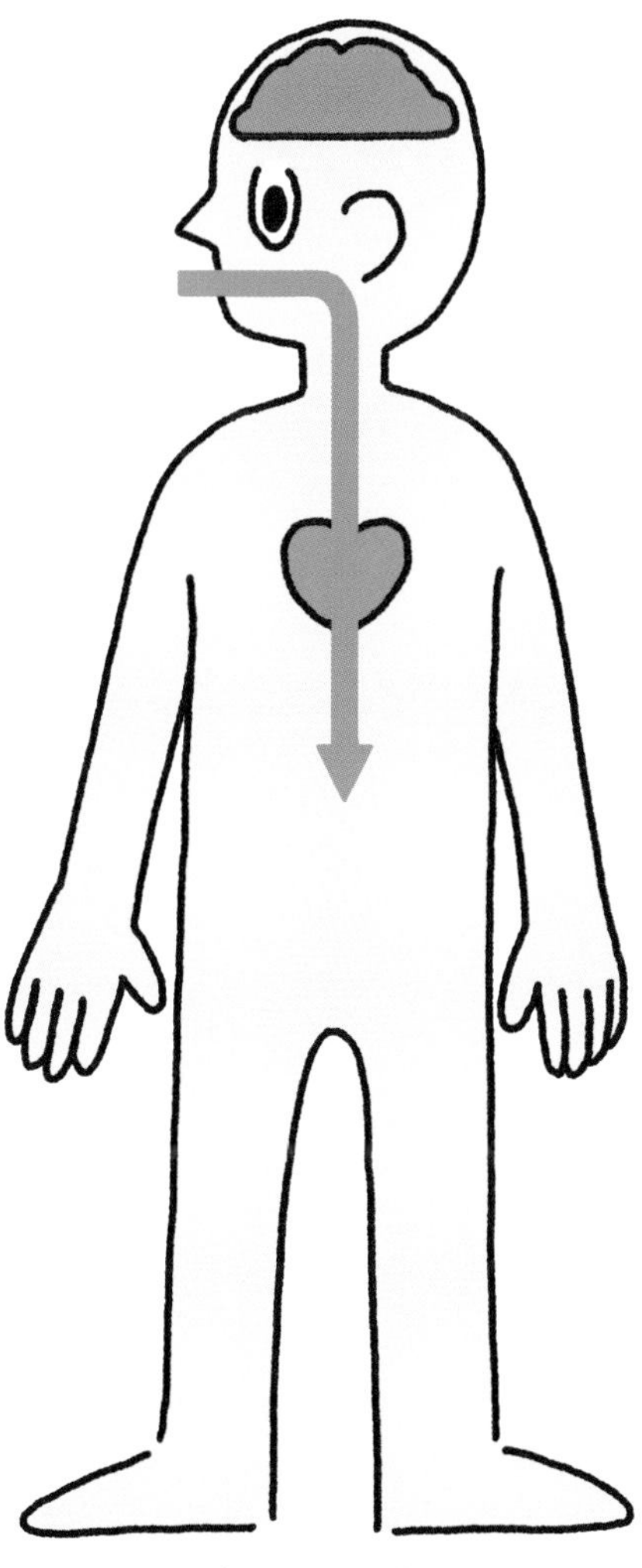

口から入った塩分は消化器官から吸収され、血液中に入るが、血液中の塩分濃度が一定に保たれるよう制御機能が備わっている

食塩非感受性高血圧

血管収縮により、血圧が上がるタイプ

塩分の影響を受けにくく減塩しても血圧が下がりにくいタイプ。日本人の8割はこちらだといわれています。血圧上昇とともに、血中塩分濃度が高いとホルモンが変異して体を攻撃します。

1. 塩分の影響を受けにくく、減塩しても血圧が下がりにくいタイプ。
2. 昇圧系のホルモンにより、血管が収縮して血圧が上がる。
3. 減塩しても血圧の数値の改善が表れにくい。
4. しかし、血中塩分濃度が高いとホルモンが変異し、心不全や腎臓障害を誘導しやすい。

塩分対策

1 摂取する塩の量を減らしつつ、おいしく食べるには?

1日の目標摂取量はわずか小さじすり切り1杯分(6g)

日本高血圧学会では1日の目標塩分摂取量を男女ともに6g未満としています。WHOの基準では、さらに低い5g未満。日本人の平均摂取量を考えると、なかなか厳しい数字だといえるのではないでしょうか。目標値に近づけるためには、できるだけ薄味に慣れつつ、塩分をたくさん入れなくてもおいしくいただける食べ方や、食材の選び方などを工夫する必要があります。そのいくつかを紹介しましょう。

■塩分摂取量

	男性	女性
理想	男女ともに 6.0g	
現実	11.0g	9.3g
厚労省の目標	7.5g	6.5g
高血圧学会の目標	男女ともに 6.0g	

※現実:国民健康・栄養調査(2018年調査)
※厚労省の目標:日本人の食事摂取基準(2020年版)

酸味

お酢や柑橘類の果汁を入れるだけで、塩気がアップしたように感じる

調味料に含まれる塩分は、多いほうから塩、醤油→味噌→ソース・ケチャップの順です。日本人の塩分摂取は、塩、醤油からが最も多いといわれているため、塩と醤油の摂取量を減らすのはとても重要。おすすめは、お酢やレモンなどの酸味をうまく利用することです。揚げ物などは、レモン汁やお酢をかけるだけでも十分おいしくいただけます。

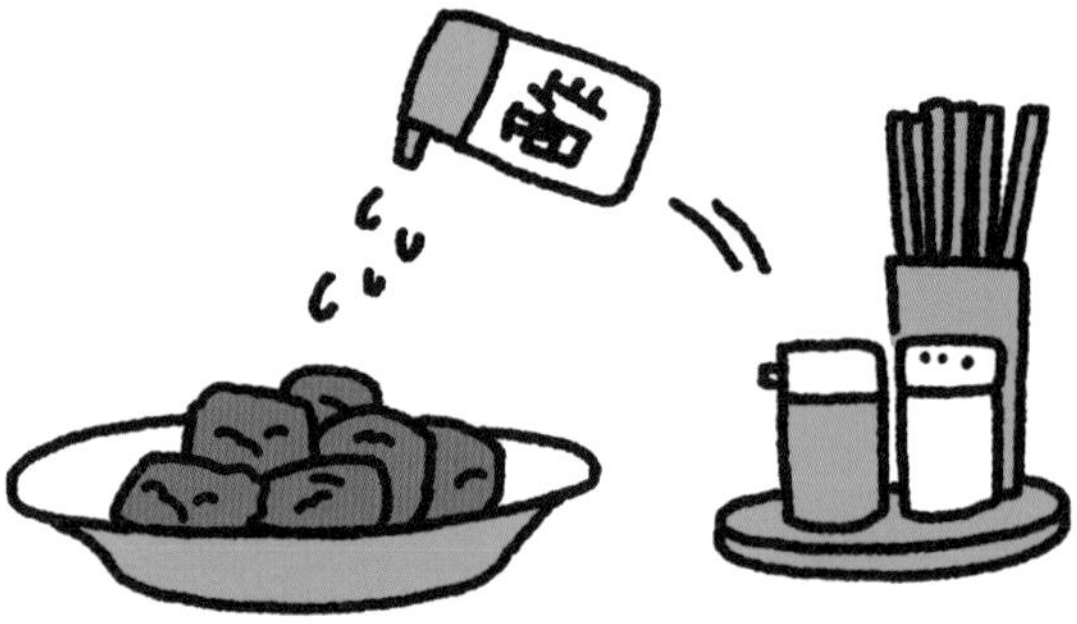

減塩調味料

豊富な減塩調味料を上手に利用して塩分カット

最近は減塩タイプの調味料がいろいろ市販されているので、上手に利用してはいかがでしょうか。ここで注意したいのが隠れ塩分です。塩分が多い調味料として広く認知されている醤油や味噌は減塩のものを使いますが、見落としてしまいがちなのが、ポン酢やめんつゆ、だしの素。これらにもしっかりと塩分が含まれているので注意しましょう。また減塩調味料には塩分（ナトリウム）の代わりにカリウムが含まれているものがあります。腎臓病のためにカリウム摂取に制限がある方は、気をつけてください。

ハーブやスパイス

味にメリハリがついて、塩気がなくてもおいしさアップ

大葉、ねぎ、三つ葉、パセリ、パクチー、みょうが、にんにく、しょうがなどの香味野菜を上手に利用することで、薄味の料理にメリハリがつけられます。またコショウやトウガラシなどのスパイスも味に変化がつき、塩分コントロールにおすすめです。

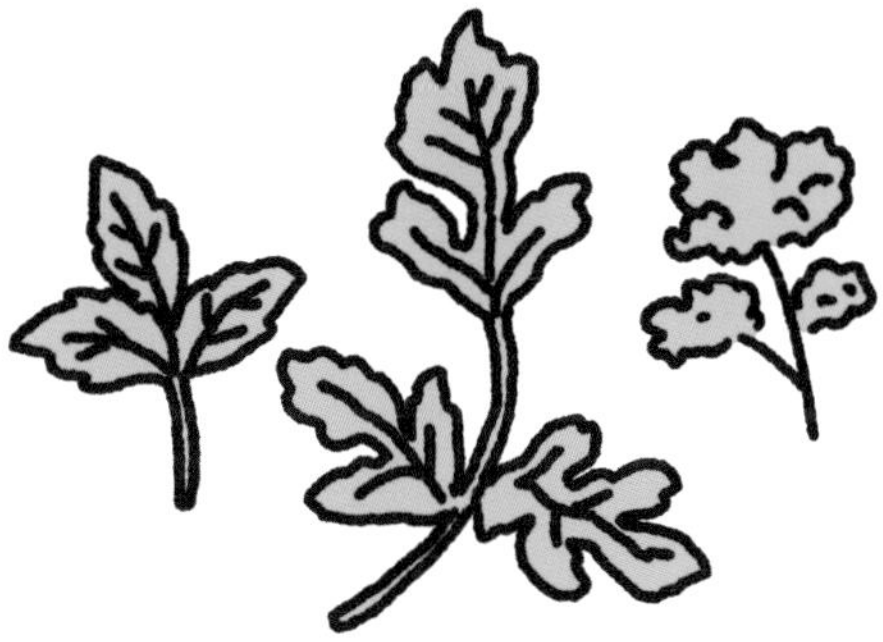

麺類の汁を飲み干さない

1杯で1日分に達してしまうメニューも多い。くれぐれも注意

ラーメンやうどんのつゆは、1杯で1日の塩分摂取量を超えるものがけっこうあります。また外食での定食の味噌汁やチャーハンのセットのスープの塩分も侮れません。汁まで完食するのは避けましょう。

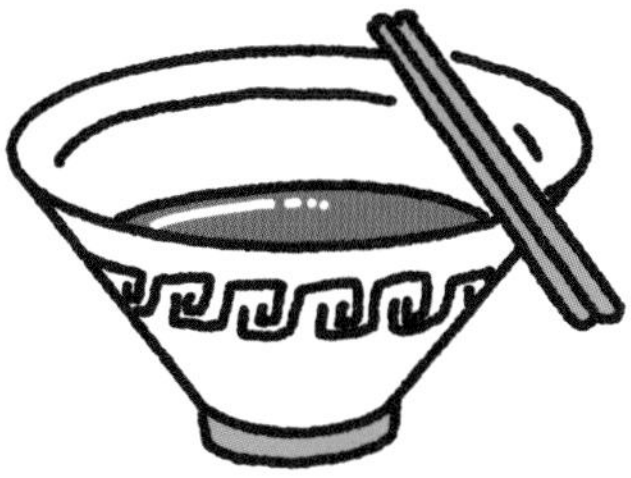

洋風メニュー

和風メニューに比べて洋風メニューは塩分が少なめ

塩や醤油を多用する和風メニューは、どうしても塩分が高くなりがちです。また食卓で醤油を使う場合は、直接かけるのではなく、小皿などに入れ、つけて食べるだけでも量を減らせます。他には、和風メニューに比べて塩分を減らしやすい洋風メニューを取り入れるのもひとつの手です。ミルクを使ったシチューなどは、和風メニューよりも塩分が少なく、良質なたんぱく質やカルシウムなども摂取できるためおすすめします。

塩分対策

2 カリウムを味方につけて塩出し力をアップ！

「塩分をがまん」から、「塩分は食べたら出す」に前向きリセット

体に摂り入れる塩分になるべく気をつけるとともに、ぜひ並行して行いたいのが過剰な塩分を体外に排出する「塩出し力」の強化です。そのカギを握るのがカリウム。ミネラルの一種であるカリウムは、腎臓での塩分（ナトリウム）の再吸収を抑制し、ナトリウムを尿として排出してくれます。さらにカリウムは、血管を拡張させて血圧を下げてくれることもわかっています。「食べたら出す！」を習慣化しましょう。

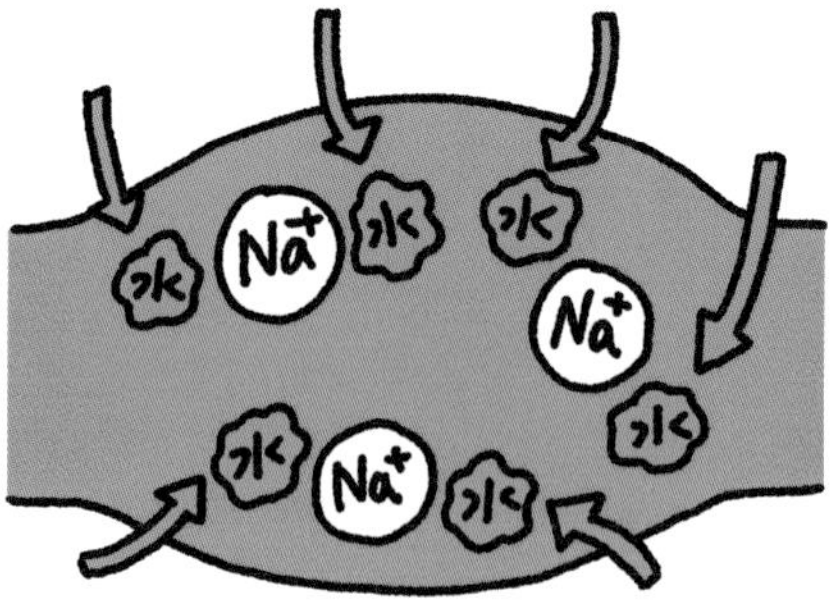

塩分濃度が高いと血液量が増加

塩分（ナトリウム）を摂取すると、血液の存在する血管内にナトリウムが増えていきます。ナトリウムは、同時に水分も血管内に取り込むため、血液のボリュームが増加して血圧が上がっていきます。

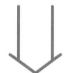

現代人は圧倒的なカリウム不足。その量は、原始人の16分の1

塩分を摂ると水分を欲しますが、それだけでは尿と一緒に塩分は出ていってくれません。実は、1日に尿として排出できるナトリウム量は決まっているのです。ですが、カリウムが体内にしっかりあれば、尿として排出する量を増やすことが可能になります。しかし現代人は圧倒的な塩分過多のカリウム不足。高血圧予防を視野に入れた1日のカリウム摂取基準量は男性3000mg以上、女性2600mg以上ですが、1日の平均摂取量は、2295mgです（2015年国民健康・栄養調査より）。積極的に摂りましょう。

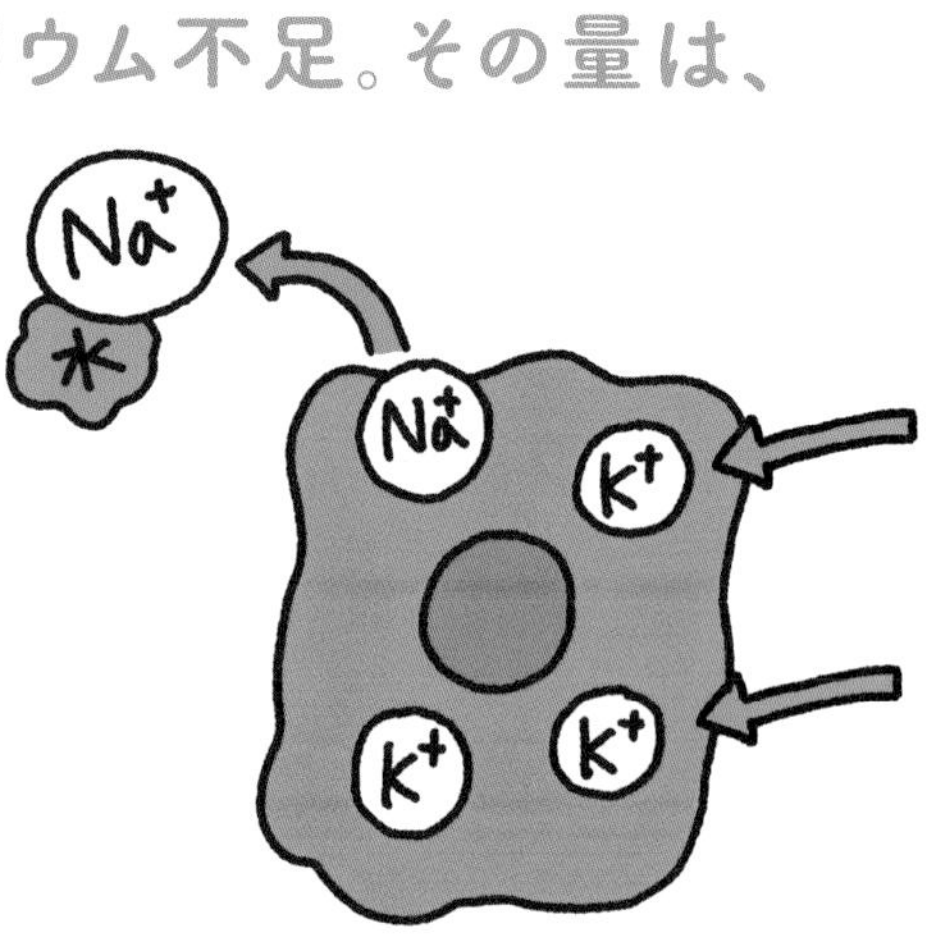

腎臓の細胞内にカリウムが多いと尿に

カリウムはナトリウムと水分のバランスを整えるため、腎臓の細胞内にカリウムがたくさん入ると塩分（ナトリウム）をどんどん細胞外へと出し、余分なナトリウムを尿として排出してくれます。

□ 食品別カリウム含有量

カリウムは、野菜や果物、海藻などに多く含まれています。
毎日たっぷり食べて、塩出し力をアップしましょう。

※表中の「茹」＝ゆでた状態

品種	単位	重さ	カリウム量
ほうれん草	1/4束	90g	生：621mg／茹：441mg
小松菜	1/4束	85g	生：425mg／茹：119mg
トマト	1個	150g	315mg
キャベツ	1/8カット	100g	生：200mg／茹：92mg
レタス	1枚	30g	60mg
じゃがいも	1個	135g	生：554mg／茹：448mg
さつまいも	1個	225g	1080mg
りんご	1個	360g	432mg
温州みかん	1個	80g	120mg
バナナ	1本	126g	454mg
トマトジュース	200mℓ		520mg
100％オレンジジュース	200mℓ		360mg
牛乳	200mℓ		300mg
コーヒー（レギュラー）	150mℓ		100mg
紅茶	150mℓ		12mg

［参考引用］食品成分表 女子栄養大学出版部 2020

2 カリウム＋αの最強食材

野菜や果物、海藻などに多く含まれるカリウムですが、＋α効果も狙いましょう。数ある中でもお薦めなのが、「ほうれん草」「バナナ」「牛乳」の3食材です。

いつでも、どこでも手に入る食材で血圧コントロール

日々のちょっとしたことの積み重ねが血圧コントロールのカギとなります。継続するには手軽に続けられることが重要に。塩出し力をつけるカリウムが豊富な食材の中から、季節を問わずいつでも手に入り、手間をかけずに摂取できて、＋αのうれしい効果も期待できるおすすめ食材を選んでみました。毎日の食生活に上手に取り入れてみてください。

ほうれん草

カリウムが豊富なうえ、NOの元となる硝酸塩も多い

数ある野菜の中でも血圧コントロールに欠かせないのがほうれん草。カリウムはもちろんのこと、NOの元となる硝酸塩、血圧降下に効果的といわれる機能性成分クロロフィル、そしてビタミンCや鉄分が含まれており、血管を守る最強のパワー食材といえます。

バナナ

1日2本のバナナを2週間食べて上下の血圧とも下がったというデータも

カリウムを豊富に含む代表果物であるバナナ。さらにバナナに含まれる多糖類（グルカン）は、NOの産生を促すうえ、食物繊維も豊富で、腸内環境を整える効果も期待できます。実際、高血圧患者に1日2本の完熟バナナを2週間食べてもらった結果、血圧が下がったという実験報告もあります。

CHECK!

降圧効果で注目のGABAも豊富!

バナナに含まれるGABAは、野菜や果物などに含まれているアミノ酸の一種で、体内で吸収されると、血管を収縮させるノルアドレナリンの分泌を抑え、血圧が高くなるのを抑制するといわれています。

[バナナ以外でGABAが豊富な食品]
トマト、大豆、発芽玄米、きのこなど

牛乳

塩分を摂りすぎたな、と思ったら「ミルクを1杯!」を習慣に

牛乳に豊富なカルシウムにも過剰な塩分を排出させて血圧を安定させる効果があります。牛乳と血圧の関係を調べた調査では、牛乳摂取が多いグループほど血圧が低いという結果が。さらに牛乳には、カリウム、乳清たんぱく質、ビタミンDなども含まれますが、これらの栄養素を他食材で摂取するより、牛乳から摂るほうが高血圧予防効果が高かったという報告もあります。

カルシウムを摂るほどに、最大血圧は下がる

1日に牛乳を1杯飲む人より、2杯飲む人のほうが血圧が下がったという結果に。

※日本栄養・食糧学会誌 2010.63（4）.151-159

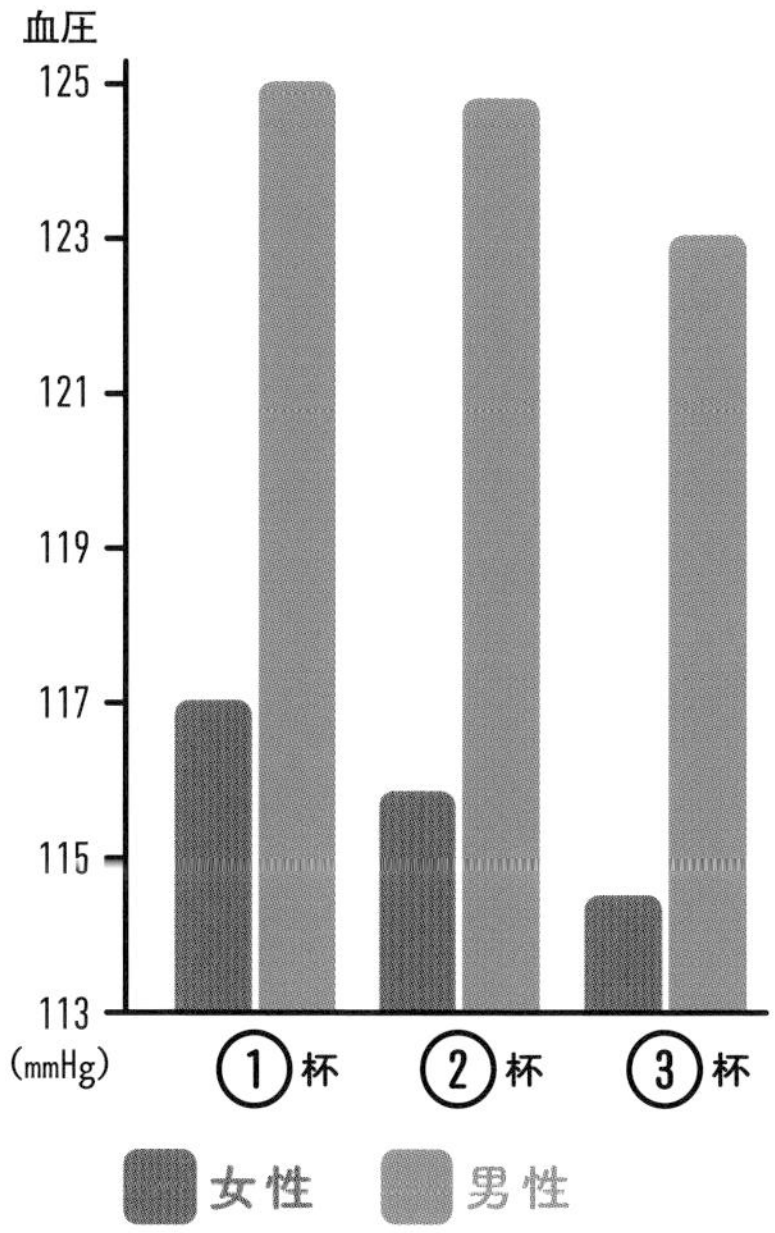

牛乳を飲むと血圧が下がる理由

1 相乗効果のある豊富な栄養素を含有

牛乳を1杯飲むだけで、たんぱく質をはじめ、カリウム、カルシウム、ビタミンDなどを一気に摂取できてしまいます。

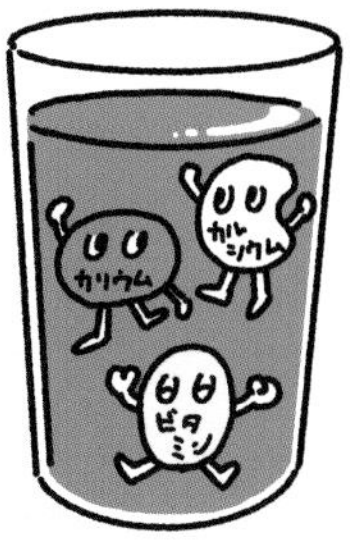

2 NO増産で血管を広げる

豊富なミネラル効果で、血管の柔軟性が高まり血流アップ。これによりNOが増産されるため、さらに血管が拡張します。

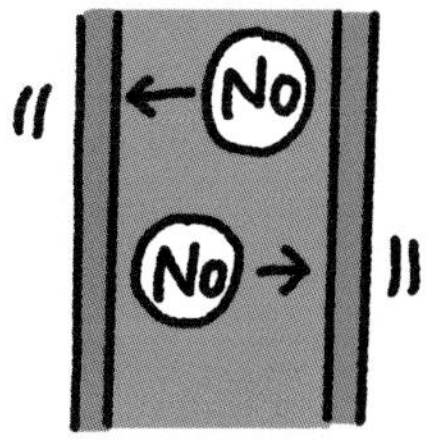

3 カリウム効果で塩分をどんどん体外へ

カリウムのおかげで塩分をどんどん運び出して尿として体外へ排出。塩出しにより血圧が上がるのを防いでくれます。

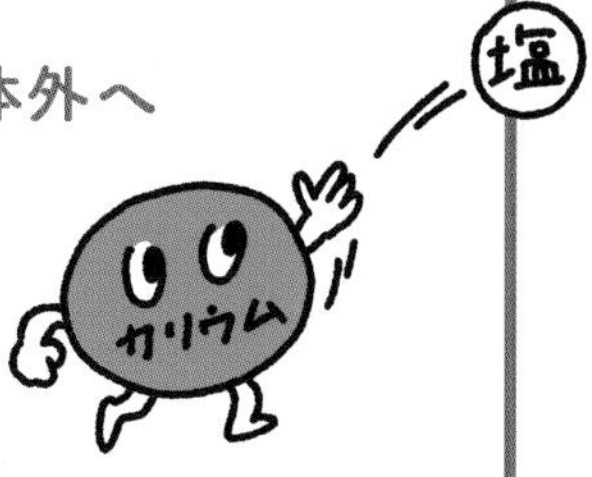

4 乳清たんぱく質が血圧上昇ホルモンを抑制

牛乳に含まれる乳清たんぱく質が血圧上昇ホルモンを抑制。またミネラルとの相乗効果で血圧が上がるのを抑制します。

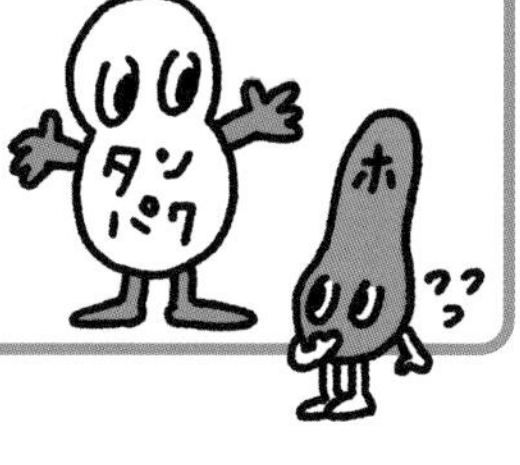

3 カリウムパワーを生かす調理法

カリウムが豊富な食材は、その調理法により摂取できるカリウム量が変わってきます。塩出しパワーを最大限に生かすために、切り方や洗い方に注意して効率的に摂取しましょう。

水溶性なのでゆでると溶け出してしまう

最強の塩出しミネラルであるカリウムですが弱点も。実はカリウムは水溶性なので、長時間水にさらしたり、ゆでたりすると成分が水に溶けて流れ出してしまうのです。また野菜の中でも根菜にはカリウムが豊富ですが、できるだけ皮ごと食べるのがおすすめ。皮つきのほうがカリウムを効果的に摂取できます。

切り方

細かく切れば切るほどカリウムは流れ出る

カリウムを最大限に摂るためには、カットせずにまるごと食べるのが最も流出を防げます。とくに細かくカットしたあとアク抜きのため水にさらしてしまうと、どんどんカリウムは流出。大きめにカットすれば咀嚼回数も増え、食べごたえもアップします。

洗い方

カリウムは皮部分に多くゴシゴシ洗いで流出

カリウムは野菜の皮に多く含まれています。そのためタワシを使ってゴシゴシこすり洗いをしたり、流水洗いやもみ洗いをすればするほど流れ出ていってしまいます。例えばもやしでは、流水洗いでカリウムが20%、マグネシウムは28%流出します。

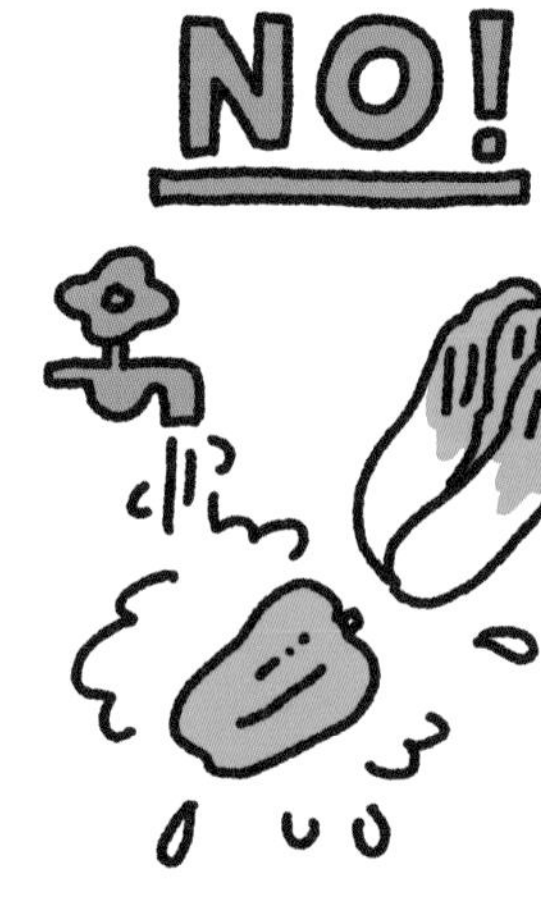

調理法

加熱するなら効率よく カリウム流出を防ぐ方法を選びたい

カリウムはゆでたり、ゆでこぼすことで1/3～2/3もの量が流出します。同じ火を通すのならば、電子レンジや蒸し器での調理のほうが流出を抑えられます。また下ゆでなしで、スープなどに利用すれば、カリウムがしっかり摂れるのでとてもおすすめです。

豆もやし

緑豆もやしと比べて 2.3倍の豆もやし UP

豆もやしは緑豆もやしの2.3倍のカリウムを含んでいます。豆もやし160mg／緑豆もやし69mg

白菜

キムチにすると 1.5倍にUP! UP

白菜はキムチにするとカリウムが1.5倍にも。ただし同時にキムチは塩分も多いので注意を。　220mg→340mg

にんにく

炒めると 1.2倍にUP UP

生のにんにくに比べ、炒めたほうがカリウムが増えます。
510mg→610mg

ほうれん草

冷凍で 70%DOWN DOWN

ほうれん草は冷凍すると65%もカリウムを損失します。
690mg→210mg

ブロッコリー

ゆでると 50%DOWN DOWN

ブロッコリーはゆでると50%カリウムが流出。
360mg→180mg

CHECK!

ゆでた場合のカリウム流出量

にんじん	-50%
ほうれん草	-46%
キャベツ	-46%
きのこ	-30%
肉	-54%

4 腸の健康と血圧の関係

腸内環境が心身のコンディションに大きな影響を与えることは知られていますが、実は腸の状態が血圧を上下させます。これは腸と脳の関係である「腸脳連関」が影響しています。

「第2の脳」とも呼ばれる腸の健康は、とても重要

腸は内臓の中でも特殊で、独自の神経ネットワークを持っているために、脳からの指令がなくとも独立して活動できてしまいます。

一方で、腸は脳に非常に大きな影響を与えることも知られており、密接に影響を及ぼし合うことから「腸脳連関」と呼びます。

不安などのストレスが続くと、多くの人が腸の調子を落とします。逆に不規則な食生活が続き腸内環境が乱れると、腸の炎症シグナルが神経を介して脳へと伝わり、交感神経が活性化。不安感やストレスがさらに増してしまうのです。当然血圧も上がってしまいます。

さらに腸は栄養素を吸収して全身に運ぶ役割を担っているため、腸内に炎症細胞があると、その炎症細胞が全身を駆け巡ることに。そして、血管の内皮細胞を傷つけ、血管の柔軟性が損なわれる原因にもなります。その結果、血圧を上げてしまい……。腸内環境にはくれぐれも注意を。

腸脳連関

腸と脳は常に情報交換し お互いに非常に大きな影響を与えている

腸と脳は、「自律神経系」「内分泌系（ホルモン）」「免疫系」の3つの経路を介して、お互いに大きく影響を及ぼし合っています。

ストレス	ストレスを感じると腸の調子がおかしくなる
腸の不調	腸の調子がおかしいと精神的なストレスを招く
脳⇄腸	自律神経、ホルモン（内分泌系）免疫系の3つの情報伝達路

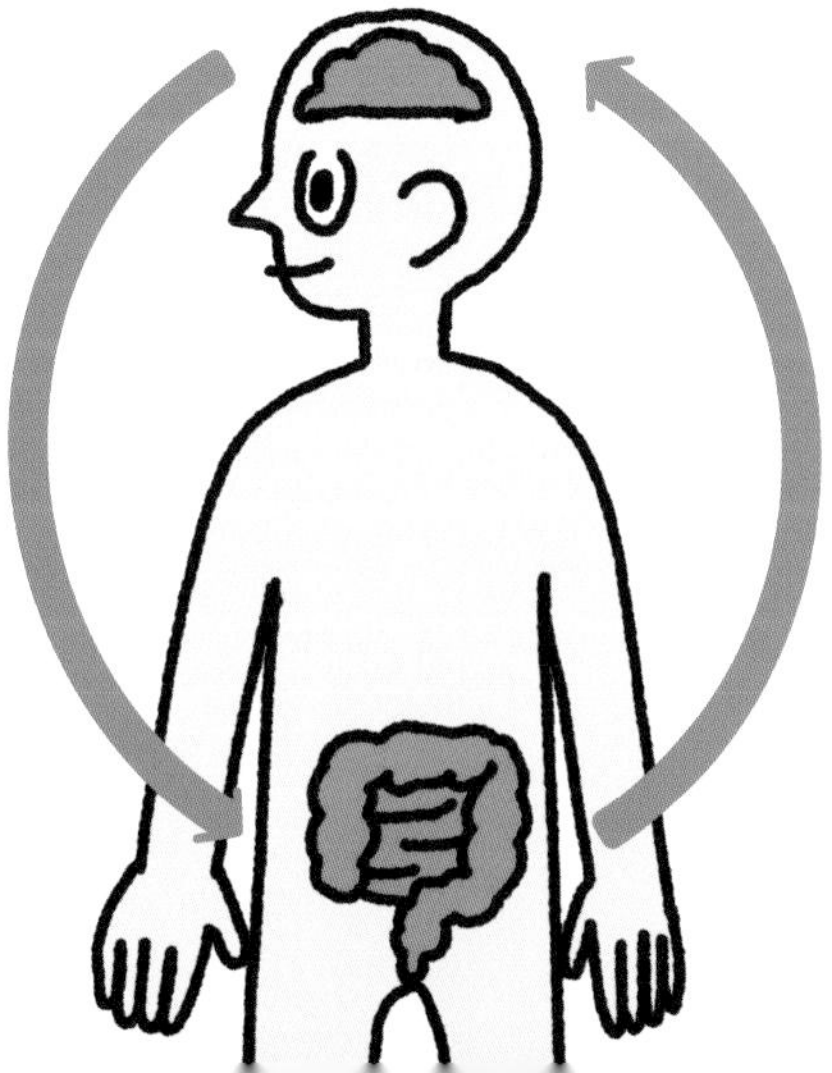

腸活の代名詞でもあるヨーグルトは、「数種類を代わる代わる」がベスト

腸内環境を整える食品といえば真っ先に思い浮かぶヨーグルト。血圧との関係はどうなのでしょうか。アメリカのハーバード大学医学部で行われた研究によると、1週間に5杯以上のヨーグルトを食べた女性は、高血圧のリスクが20%も下がったそうです。血圧の数値では、上の血圧で平均3.56mmHg、下で2.38mmHg低下したことがわかっています。

またヨーグルトは腸内細菌を整えることでも有名ですが、100兆個いるといわれている腸内細菌に効果的に働きかけるには、同じヨーグルトだけを続けて摂るより、数種類のヨーグルトを数日ごとに代えて摂ったほうがさまざまな菌が摂れて効果的だということも覚えておきましょう。

ヨーグルトが腸内環境を整え血圧を下げるしくみ

1 腸内の善玉菌を増やす

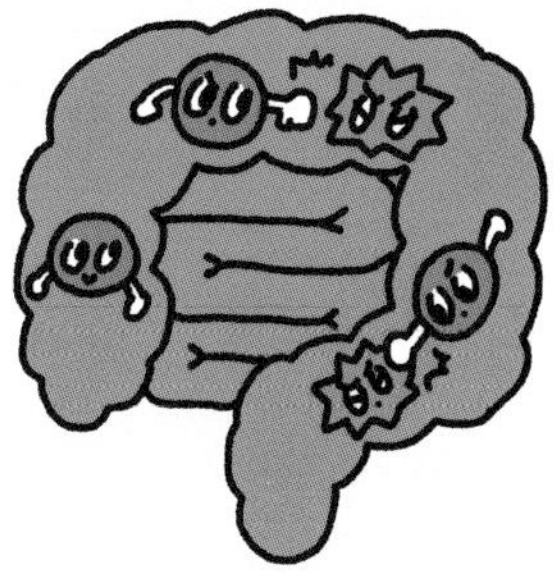

善玉菌は消化吸収を助けたり、免疫力アップを促したり健康に欠かせません。反対に悪玉菌は、炎症を起こすなど腸や体にとって有害な働きをします。ヨーグルトに含まれるビフィズス菌や乳酸菌が腸内に届くと善玉菌として働きます。

2 腸内環境が整うと免疫力アップ

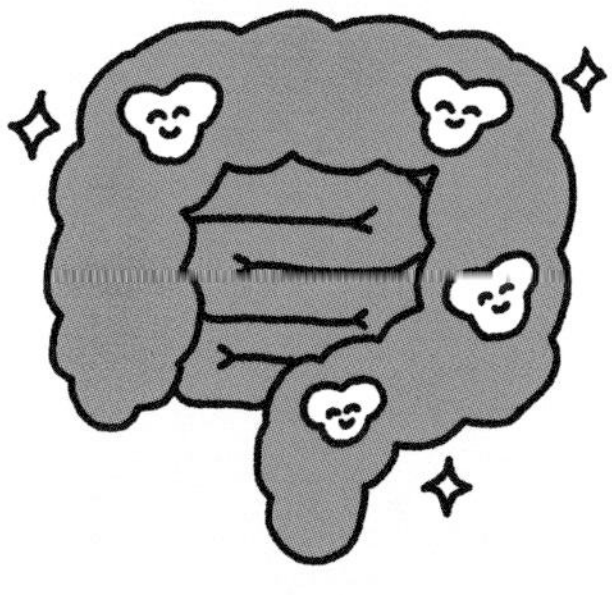

腸には免疫細胞の約70%が集まっており「腸管免疫」と呼ばれています。腸内環境が整ってくると腸管壁にある免疫細胞に菌が取り込まれるという免疫調整作用が起こり、病原菌などから体を守ってくれます。

3 腸からサインが送られ、血圧降下をサポート

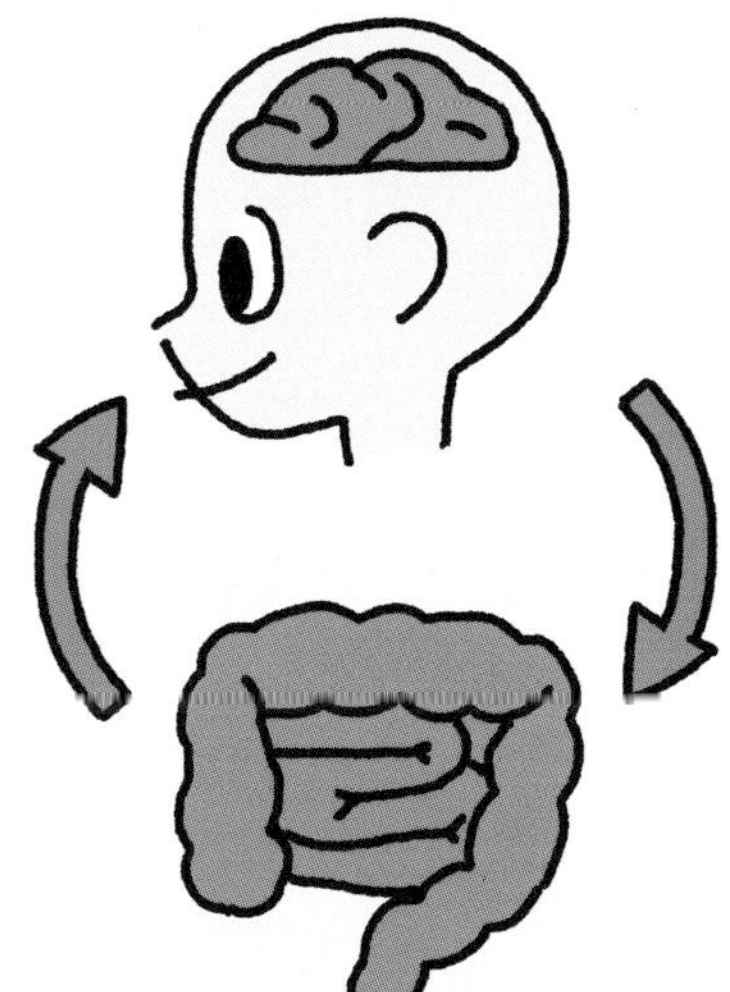

さらに腸内環境が整ってくると、脳内の視床下部というところにサインが送られ、血圧を上げるホルモンの働きを阻止。血圧を下げるサポートをします。

5 内臓脂肪型のメタボはリスク大

脂肪には皮下脂肪と内臓脂肪があり、注意したいのは、内臓脂肪。内臓脂肪は血圧を上げるホルモンを産生分泌します。そもそも肥満自体が、高血圧の原因になります。

内臓脂肪自体が血圧を上げるホルモンを出す

肥満になると、増えた中性脂肪の分だけ体積が増えます。するとその増えた部分に毛細血管が伸長。心臓はすべての血管に血液を行き渡らせようとするために今までよりも強い力で血液を押し出し、その結果、血圧が上がってしまいます。

さらに怖いのが蓄積されて増えてしまった内臓脂肪自身から、血圧を上げるホルモンが分泌されることです。44ページで説明した血圧を連鎖システムで上げてしまう「レニン-アンジオテンシン系」の、「血管を収縮させるホルモン」と「塩分の再吸収を促進するホルモン」の素となる物質が、内臓脂肪からも産生されることがわかっています。内臓脂肪が増えれば増えるほど、血圧はどんどん上がるというわけです。

同時に脂肪細胞が増えると、内皮細胞を傷つける数種のホルモン（左図参照）の分泌も高まるために、さらに血圧が上がる要因が増えてしまいます。

メタボリックシンドロームの診断基準

［内臓脂肪型肥満］

［腹囲］ 男性 85cm以上　女性 90cm以上

［いずれか2項目に該当］

高血糖	高血圧	脂質異常
［空腹時血糖］110mmHg以上	［収縮期血圧（上）］130mmHg以上 または ［拡張期血圧］85mmHg以上	［中性脂肪］150mg/dL以上 または ［HDLコレステロール］40mg/dL未満

内臓脂肪で血圧が上がるしくみ

不健康な生活習慣

飲みすぎ・食べすぎ　運動不足

ストレス過多　睡眠不足　喫煙

などにより **内臓脂肪がたまる**

すると、内臓脂肪そのものからさまざまな
生理活性物質が分泌され、血圧を上げていきます

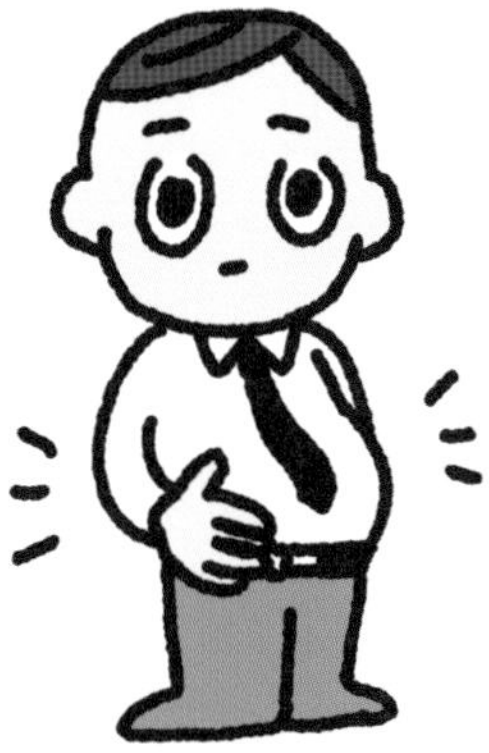

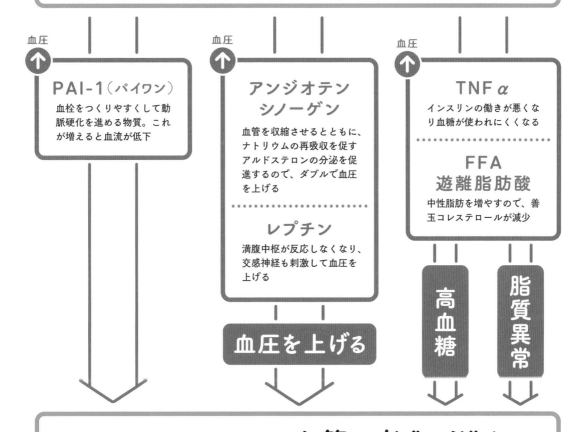

血圧↑ **PAI-1（パイワン）**
血栓をつくりやすくして動脈硬化を進める物質。これが増えると血流が低下

血圧↑ **アンジオテンシノーゲン**
血管を収縮させるとともに、ナトリウムの再吸収を促すアルドステロンの分泌を促進するので、ダブルで血圧を上げる

レプチン
満腹中枢が反応しなくなり、交感神経も刺激して血圧を上げる

→ **血圧を上げる**

血圧↑ **TNFα**
インスリンの働きが悪くなり血糖が使われにくくなる

FFA
遊離脂肪酸
中性脂肪を増やすので、善玉コレステロールが減少

→ **高血糖**　**脂質異常**

血管の内皮細胞を傷つけ **血管の老化が進む**

↓

さらに血圧が上がり **高血圧に！**

■ 内臓脂肪を減らすコツ❶

食事法

NG CHECK LIST

- ☑ 満足するまでつい食べすぎてしまう
- ☑ 夜遅くなって食事することが多い
- ☑ 野菜嫌いで野菜が不足気味だ
- ☑ 間食が多い
- ☑ 早食い・ながら食いが多い
- ☑ こってりしたもの、味が濃いものを好んで食べる
- ☑ アルコールを毎日飲んでいる（つまみもたっぷり）

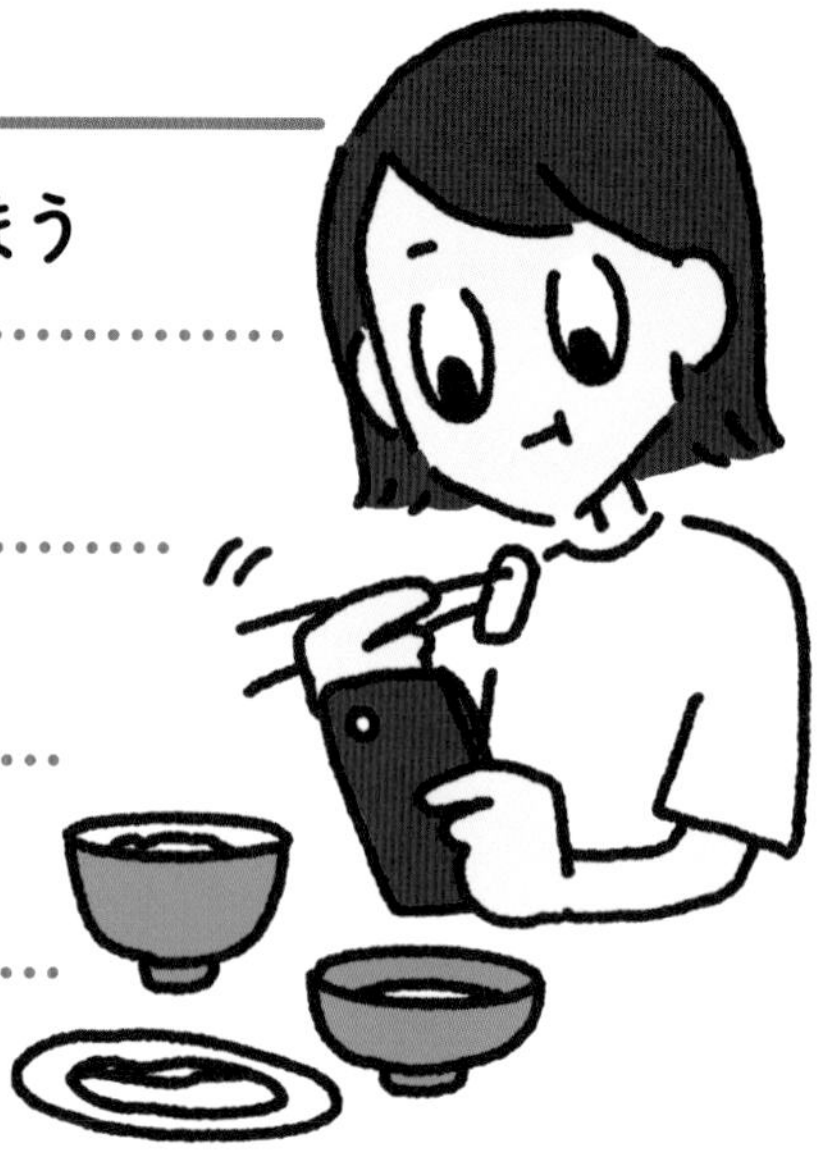

■ まずは3つのポイントを意識

食物繊維

野菜類から食べ始める

食物繊維には脂質や糖質の吸収を妨げる働きがあるため、これを上手に利用しましょう。食物繊維はGLP-1と呼ばれる食欲や食後血糖値の急上昇を抑えるホルモンの分泌も促します。さらに腹持ちもよいため、ついつい食べすぎてしまう人にとって一石二鳥です。

よく噛む

しっかり咀嚼して時間をかける

早食いだと満腹感を感じる前にたくさん食べてしまいがちです。よく噛んでゆっくり時間をかけて食べるだけで、無理なく食べる量を減らせます。また、噛むことで腸内細菌によるNOの発生を促すので、血管が拡張して血圧が下がりやすくなります。

時間帯

夜食は太るは、科学的に立証済み

体内時計に関係するBMAL1（ビーマルワン）というたんぱく質の働きで、夜遅くに食べると脂肪が蓄積されやすいことがわかっています。同じものを食べても、食べる時間帯によって脂肪細胞への蓄積が変わるのです。夜間の食べすぎには注意しましょう。

内臓脂肪を減らすコツ❷

運動法

NG CHECK LIST

上半身の筋トレ

心臓に近い上半身の筋トレは筋肉の血管抵抗を上昇させ、その影響が即、心臓に反映されます。また力が抜けたあとで一気に血液が心臓や脳に流れるので、血圧高めの人は心筋梗塞や脳卒中のリスクが上がります。

きつめの運動

脂肪燃焼のためには、少しきつい運動が効果的です。しかし血圧を下げようという時には無理は禁物。きついと感じただけで交感神経が活性化して血圧も上がってしまいます。運動していて心地よいと感じる程度の運動が最適です。

ながら運動

脳と血圧は密接に関連しています。例えばスマホを見ながら運動すると脳に負担がかかって交感神経が優位になってしまい、血圧が上がります。運動時は、運動に集中することが大切です。

短距離ダッシュ

短距離ダッシュで一気に心拍数を上げると、血管や心臓に負担がかかってしまいます。血圧を下げるためには、長くゆったりとした有酸素運動で、血液に酸素を送り続けることが大事になってきます。

ウォーキングや水泳などの有酸素運動が、内臓脂肪減少には効果的

内臓脂肪は、皮下脂肪に比べてつきやすい反面、落としやすいという特徴があります。皮下脂肪は、運動してもエネルギーになりにくく、内臓脂肪はすぐにエネルギーへと変換されるために、皮下脂肪は定期貯金、内臓脂肪は出し入れが簡単な普通貯金にたとえられます。

落としやすい内臓脂肪ですが、運動の中でもとくにおすすめなのがウォーキングや自転車こぎ、水泳などの有酸素運動です。また有酸素運動によって取り込まれた酸素は、血管の内皮細胞を刺激し、NOの産生を促すため、血管の柔軟性も高めてくれて、いいことずくめ。ポイントは、1日に30分以上の有酸素運動を行うこと。1回に連続して行っても、10分を3回に分けても効果は同じです。

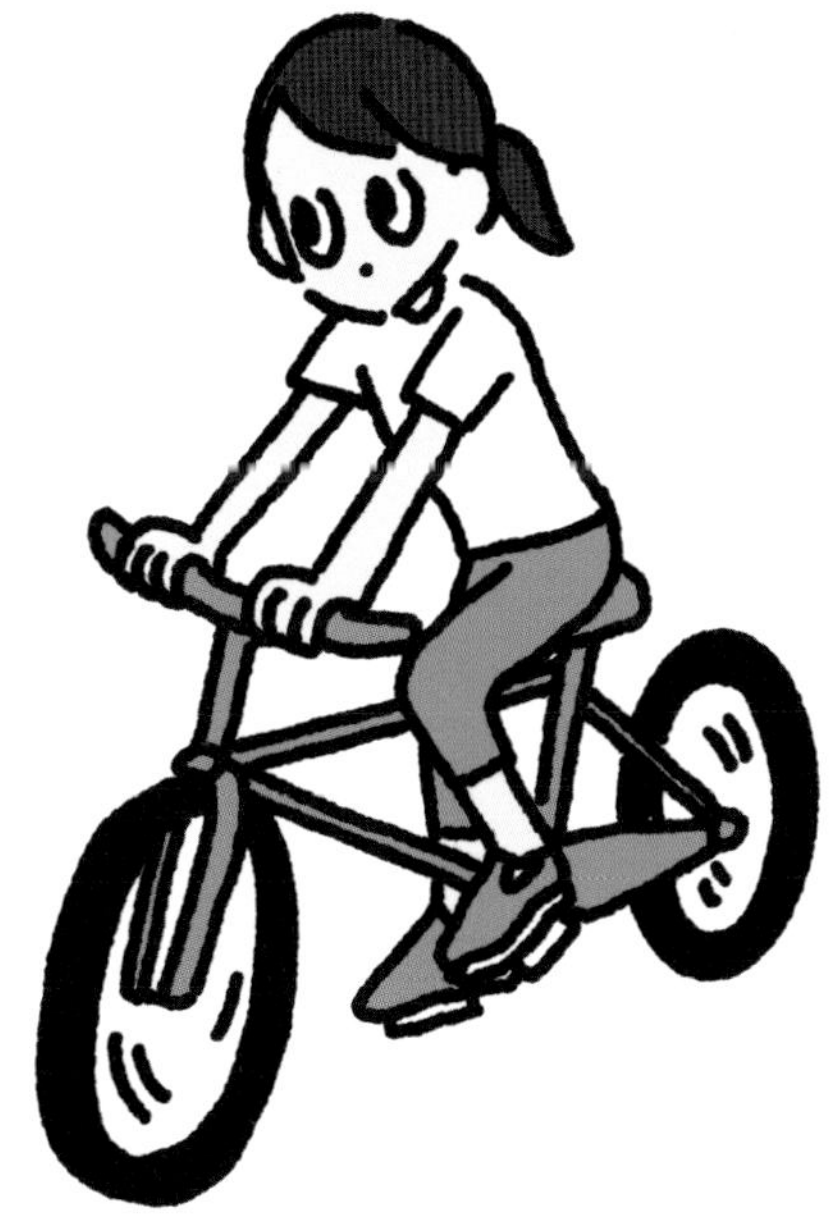

6 座りっぱなしは高血圧に一直線

近年、座っている時間が長いほど健康に害を及ぼすという研究結果が次々と発表されています。リモートワークが増えている今、座りっぱなしへの対策は、とても重要です。

リモートワーク注意報！ 座りっぱなしで血圧がどんどん上昇

オフィスワークやリモートワークで、座っている時間が長くなれば長くなるほど、血圧が上昇するのをご存知ですか？

椅子に座った姿勢は、股関節にある大きな動脈を圧迫するため下半身の血流が低下し、血管が収縮。血圧が上がっていくのです。座りっぱなしが、たまのことならば大事には至りませんが、毎日のこととなると問題です。

実は、オーストラリアの研究機関の調査によると、日本人の成人が平日座っている時間は、調査した世界20か国の中でトップ。7時間にもなることがわかっています。ここまで座っている時間が長いと、常に血圧が高い状態が続くこととなり、当然、血管年齢も加速させてしまいます。別の調査では、10時間以上座りっぱなしだと心筋に害が及び、心臓病リスクが2倍にも膨れ上がるという報告もあるほどです。座りっぱなしには十分に注意しましょう。

座った時間による血流変化

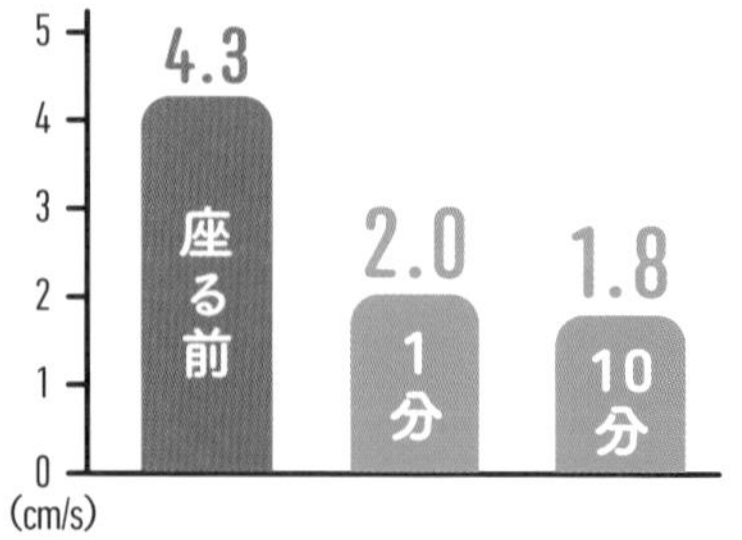

座ってわずか1分で血流は悪くなる

座りっぱなしになると一気に血流が悪くなります。わずか1分で血流が停滞し始め、10分座りっぱなしになるだけで、体の末端や内臓周辺にある毛細血管の血流が40％も低下します。

座りっぱなしによるリスク

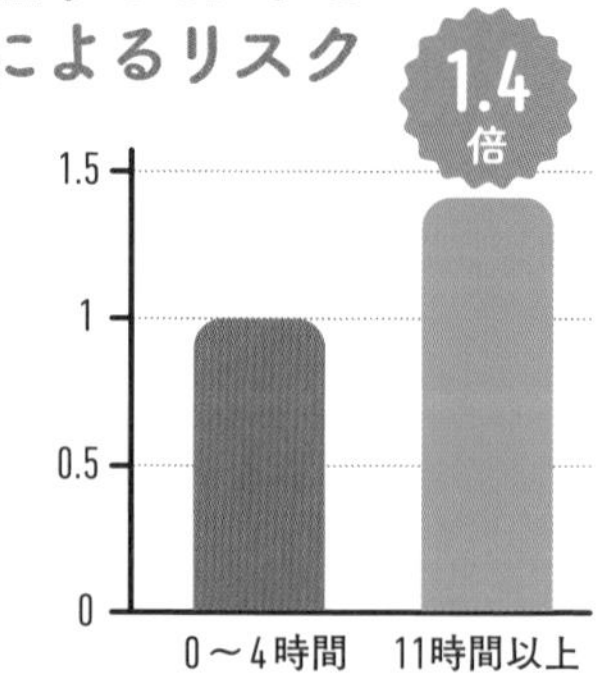

座っている時間が長いほど、死亡リスクが上がる

オーストラリアで22万超の人で追跡調査を行った研究データによると、1日に座る時間が4時間未満の人と比較して11時間以上の人は40％も死亡リスクが上がることがわかりました。

血圧上昇をさらに悪化させる姿勢に注意!

足組みNG

血圧が高い人は足を組むと最大で10mmHgも上がってしまう

座っている時間が長くなるほど血圧は上がりますが、足を組むのがクセになっている人は要注意！　実は足を組むことで、さらに血圧が上がってしまうのです。足を組むと、上の足と下の足に挟まれ、股関節にある太い血管が強い力で圧迫されて血流が停滞。すると心臓は血液が足りていないと錯覚を起こし、血液を送る力を強めて血圧を上げてしまいます。その上昇値は、最大で10mmHgになることも。足組みポーズは厳禁です。

首猫背NG

続けているとスマホ首に血圧リスクも上昇

座りっぱなしに加え、机やパソコン、スマホなどをのぞき込むような「首猫背」になると、さらに血圧を上げることにも。実は首のつけ根の延髄には、血圧を調整する血圧センサーがあり、下向きの姿勢が続くと交感神経が優位となり、血圧が上がってしまうのです。そのうえ猫背姿勢は呼吸が浅くなり、内臓も圧迫することから、交感神経が上がりっぱなしとなる血圧上昇ループができてしまいます。注意しましょう。

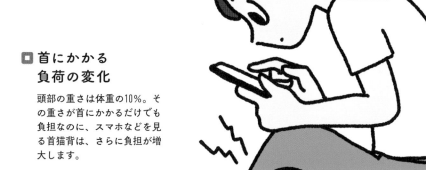

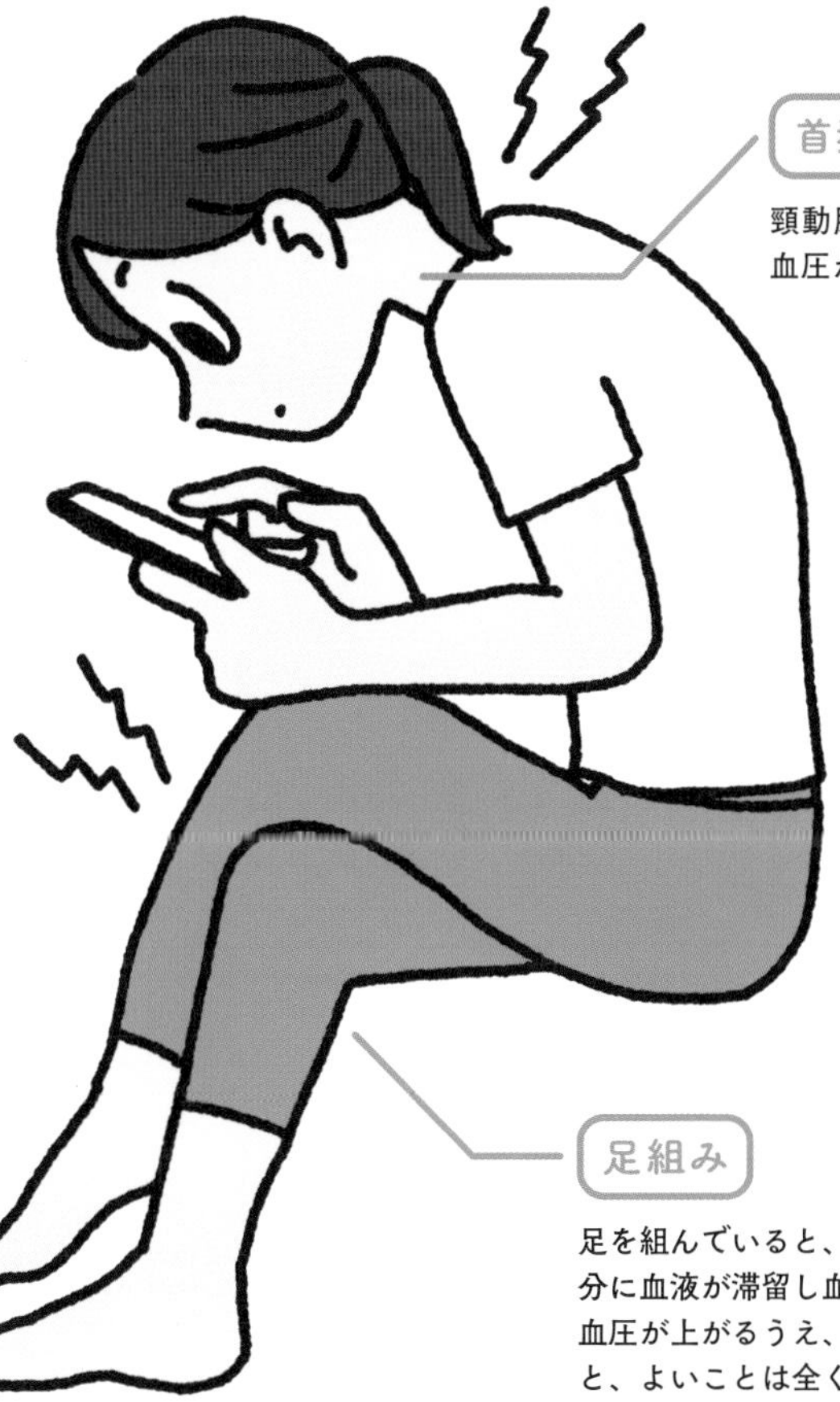
首猫背
頸動脈を圧迫するため
血圧が上昇
足組み
足を組んでいると、股関節やひざ部
分に血液が滞留し血流が鈍化します。
血圧が上がるうえ、NO産生もストッ
と、よいことは全くありません。

首にかかる負荷の変化

頭部の重さは体重の10%。その重さが首にかかるだけでも負担なのに、スマホなどを見る首猫背は、さらに負担が増大します。

0度	4-6kg
15度	12kg
30度	18kg
45度	22kg
60度	27kg

□ 座りっぱなしリスクを回避するコツ

小刻み動作

座りっぱなしによる血流停滞を防ぎ、血圧上昇を予防するのにお薦めなのが、小刻み動作です。仕事中でもできる簡単な動作ばかりで効果は絶大。こまめに実践して習慣づけましょう。

1 疲れたら、社長座り

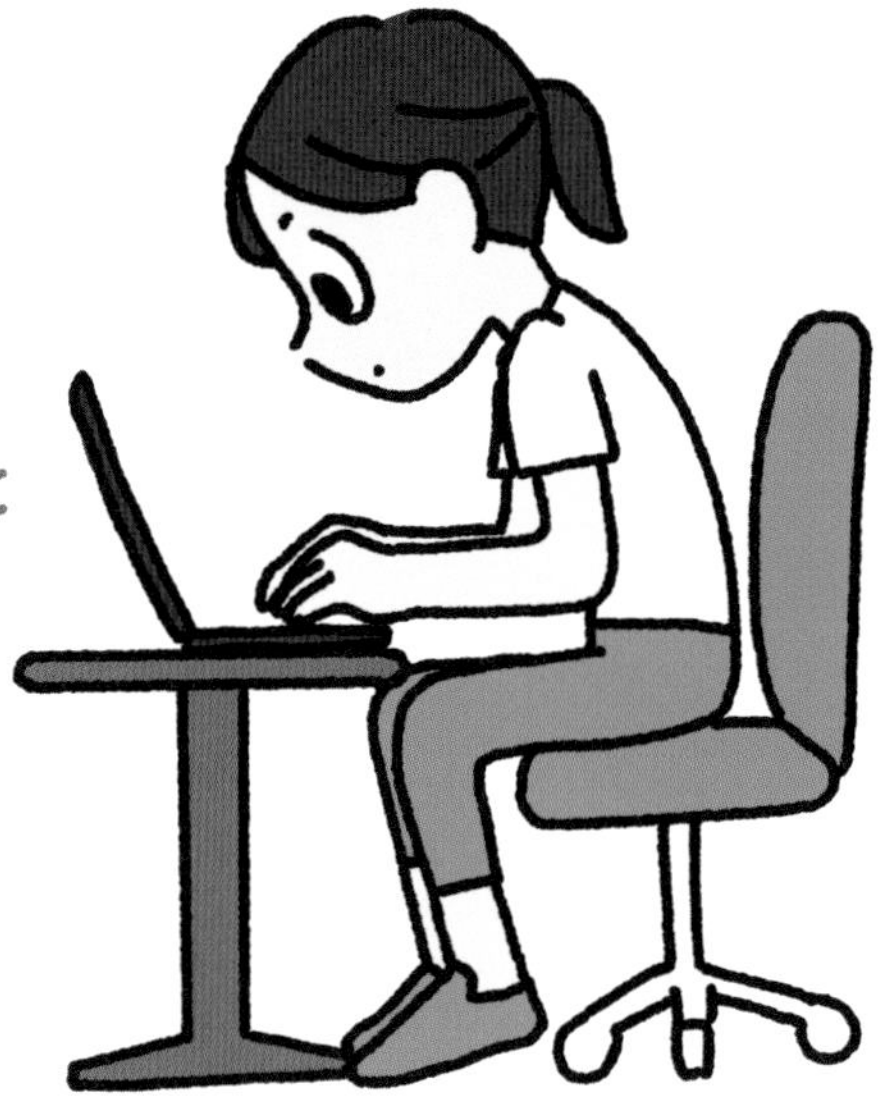

STEP 1

ポイントは首と股関節 ここが圧迫されていると 血圧はどんどん 上がる方向に

座りっぱなしは、血圧を上げてしまうセンサーである首（延髄）と、下半身の血流を左右する股関節を圧迫してしまうため、血圧がどんどん上がっていきます。この2つの圧迫ポイントをまずは解除して、停滞している血液を巡らせましょう。

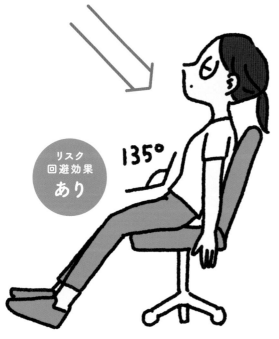

リスク
回避効果
あり

STEP 2

疲れを感じたら 圧迫から解放する 「社長座り」で 血流アップ

猫背をリセットするために背もたれにもたれ、股関節の角度が圧迫から解放される135度になるように足を投げ出します。これで血液循環がアップし血流も改善。このとき鼻呼吸で深呼吸を行うと、さらに副交感神経がアップして効果的です。

2 座りながら足先を動かす

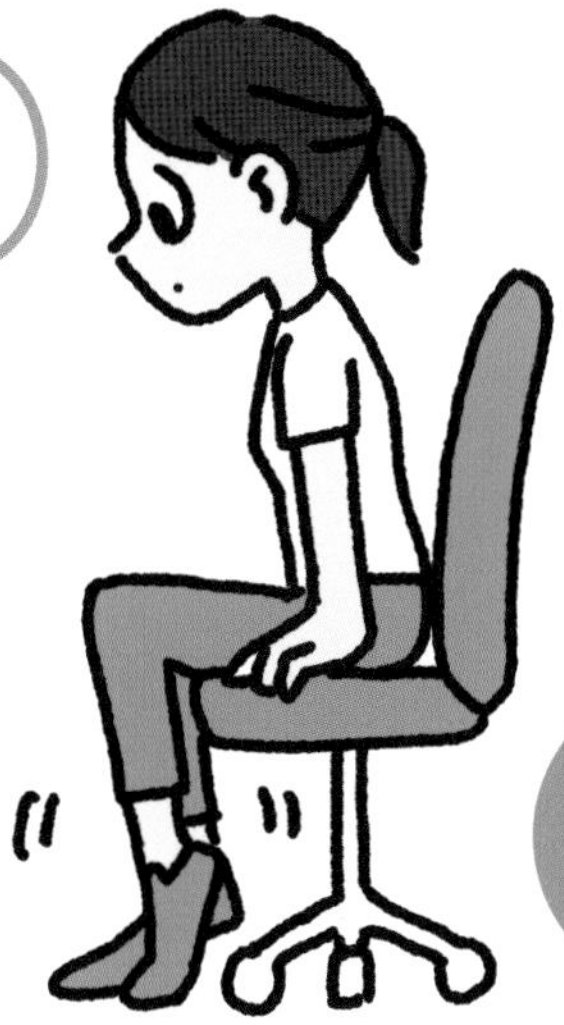

リスク
回避効果
17%

足先を小刻みに動かすことでむくみ防止効果も

座りっぱなしでは、足先にある毛細血管は大きなダメージを受けます。毛細血管はたった10分間座っているだけで40%も血流ダウン。小刻みに動かす習慣をつけて血流を上げましょう。

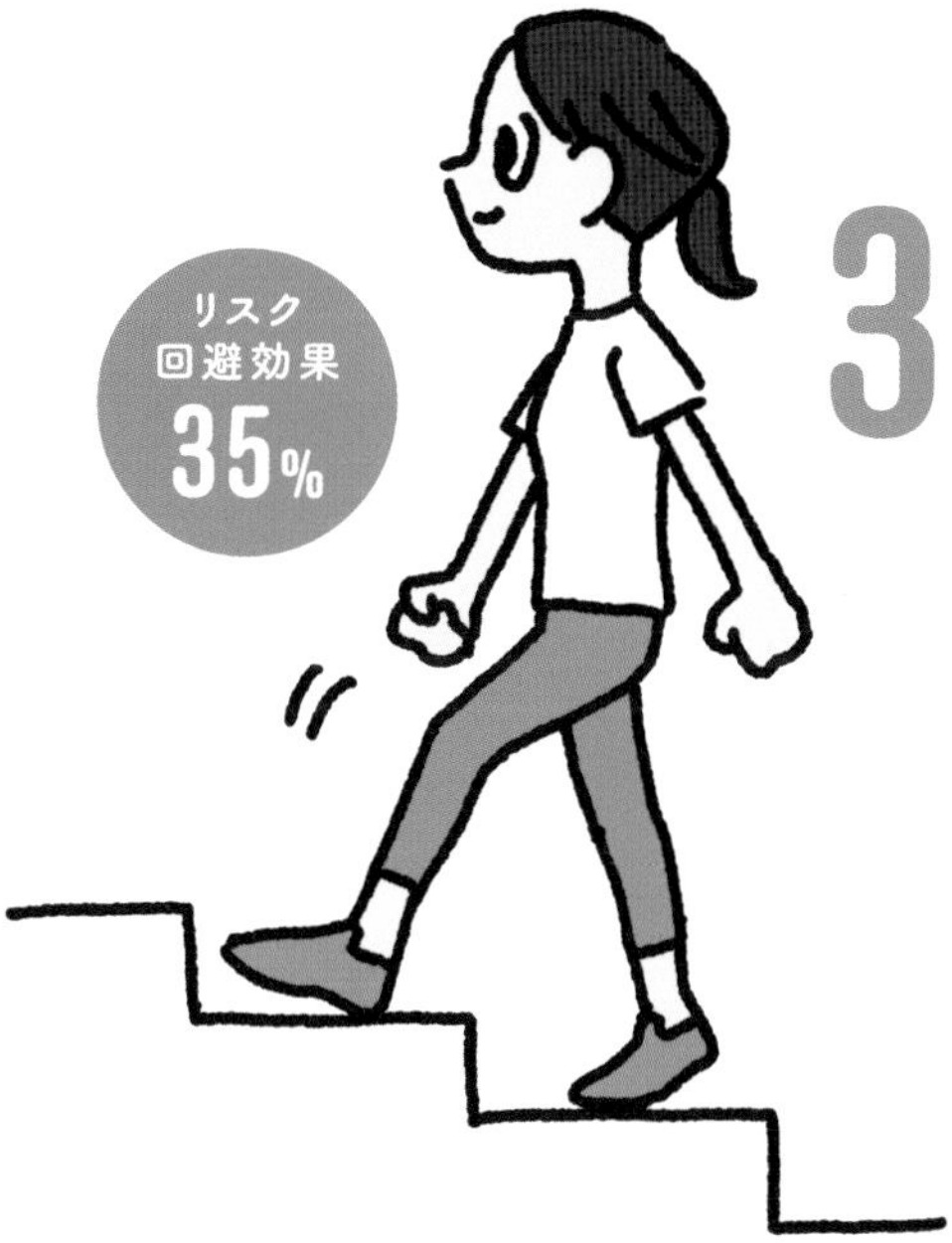

リスク
回避効果
35%

3 階段の昇り降り

エレベーター エスカレーターではなく階段を積極的に

下半身は大きな筋肉が集まっているため、歩くだけでも血流はぐんぐんアップします。階段の昇り降りだとさらにアップ。特に階段の昇りは、心肺機能と脚力強化につながり、ダイエット効果も期待できます。

4 こまめにトイレ

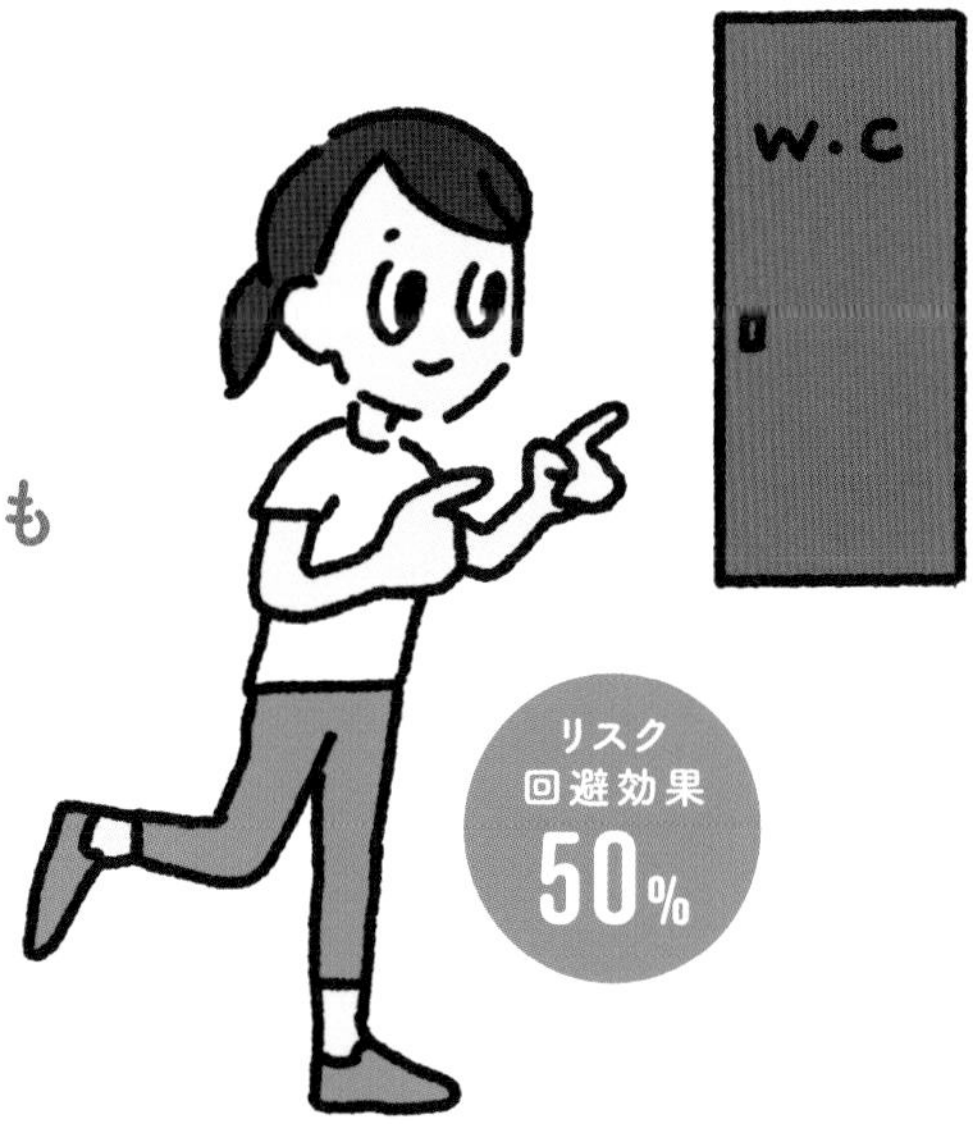

リスク
回避効果
50%

水分とともに塩分を追い出すためにもまめなトイレタイムを

トイレを我慢するとそれだけで血圧は上昇。我慢は禁物です。また塩分を排出するためにも積極的にカリウムと水分を摂ってこまめにトイレへ。体を動かして血流をアップするきっかけにもなりおすすめです。

7 血圧を上げない朝方&トイレタイム

どんな人でも早朝の起床時前後は、血圧が急激に上昇します。一過性ではあるものの、上昇幅が大きいだけに、脳梗塞や心筋梗塞などの血管事故が起きやすい時間帯です。

寝起きは血圧が急上昇。だからこそ起床時の行動が大切

自律神経と連動する血圧は、睡眠中に最も低下して、明け方から上昇し始めます。活動を始める朝に血圧が上がるのは生理的な現象ですが、もともと血圧が高めの人は正常な人に比べ、53%も早朝の血圧上昇率が高いという報告もあり、注意が必要です。

急激な血圧変動は、暖かい場所から気温の低い場所へと移動した際にも起こります。とくに寒さで全身の血管が収縮し血圧が上がりやすくなっている冬の朝は、暖かな布団の中から出るタイミングで心筋梗塞や脳卒中などの血管事故リスクが跳ね上がります。

目覚めてすぐは脳も筋肉もまだはっきりとは動いていません。いきなり起き上がってしまうと、血圧変動の幅が大きすぎて健康な人でもふらついてしまうほどです。目覚めたら、布団の中で伸びをするなどしてウォーミングアップを行うことで、血圧急上昇を防ぎましょう。

起床サイクル

目覚め →

2〜3分待機

すぐに起き上がらずに伸びをしたりスマホを確認

目覚めてもすぐに起き上がらずにベッドの中で伸びをするなど体を少し動かしましょう。スマホでニュース記事を2〜3本読むのもおすすめ。

→

カウント10で起床

反動をつけて起き上がらず、ゆっくりと

一気にガバッと体を起こすのではなく、10カウント数えるような気持ちで、ゆっくり体を起こしましょう。

トイレのいきみ

10秒以内でこまめにいきんで血圧の急上昇を防いで

排便時の血圧は、まず便意を感じる排便前に上がり始め、排便中にいきむことで急上昇。排便が終わるとともに低下します。とくに血圧が高めの人ほど、排便時のいきみによる血圧変動が激しいので注意しましょう。
実際トイレでいきんだことがきっかけとなる脳梗塞などの血管事故は少なくありません。しかしいきまないことには排便はできませんよね。
ポイントはいきみを長くとも10秒以内に収めること。固い便だったり、便秘であればいきむ力も大きくなるので、便秘対策も大切になります。

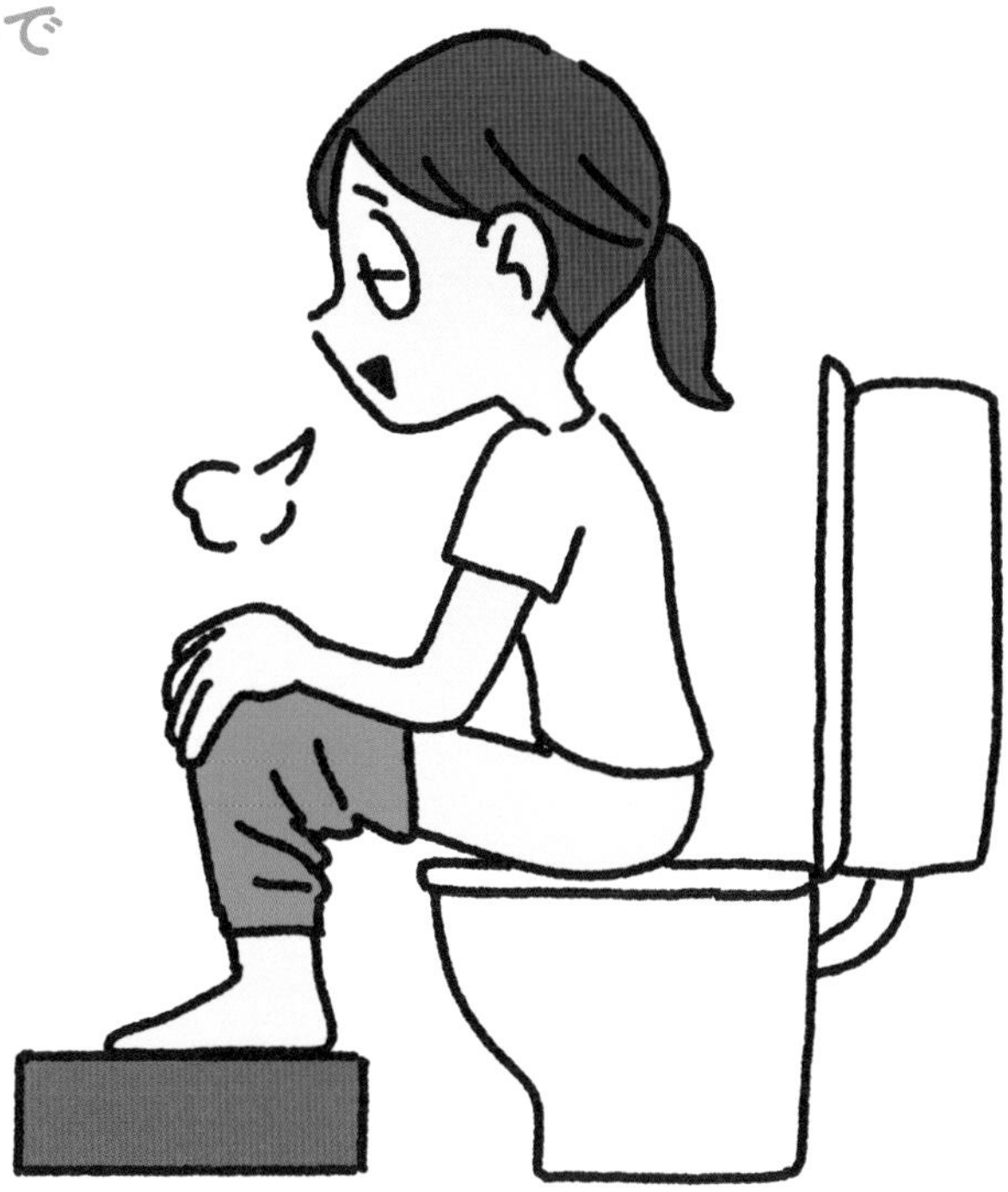

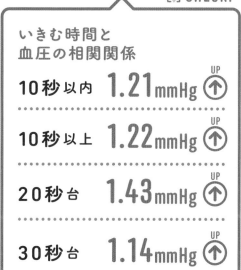

✕NG

ひざが下に向いていると腸を圧迫して押し出す力が低下

直角姿勢やひざが下に下がっている状態だと、便の出口であるS字結腸に力が入らず、便がせきとめられることに。自ずといきむ時間が長くなってしまいます。

○OK

ベストは座る角度が35度

便を腸から押し出すのに最適なのは、股関節よりもひざが上にある状態です。和式だと難なくクリアできますが、洋式の場合、便座が高いとなかなか難しくなります。自宅などでは、台を用意して台の上に足をのせるといきむ時間も短くなります。

CHECK!

いきむ時間と血圧の相関関係

10秒以内	1.21mmHg	UP ↑
10秒以上	1.22mmHg	UP ↑
20秒台	1.43mmHg	UP ↑
30秒台	1.14mmHg	UP ↑

便秘解消エクササイズ

わずか3分の簡単エクササイズ

起きてすぐや寝る前に、ベッドの中で簡単にできるエクササイズです。腸とお腹の筋肉を同時に刺激して、便を押し出す力をつけます。

STEP 1 あお向けになり体の力を抜く

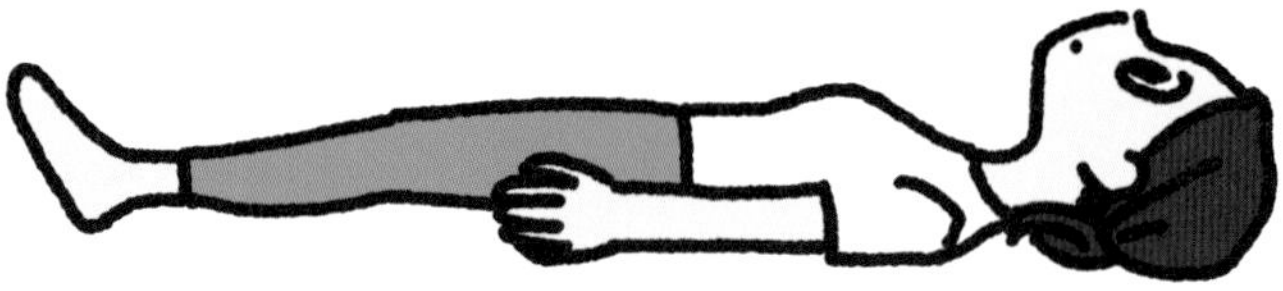

肩や首の力を抜いて全身リラックス状態であお向けになります。呼吸はゆっくりとした鼻呼吸で。

STEP 2 両ひざを立てる

両ひざを立てて、手のひらは伸ばした状態で下に向けておきましょう。

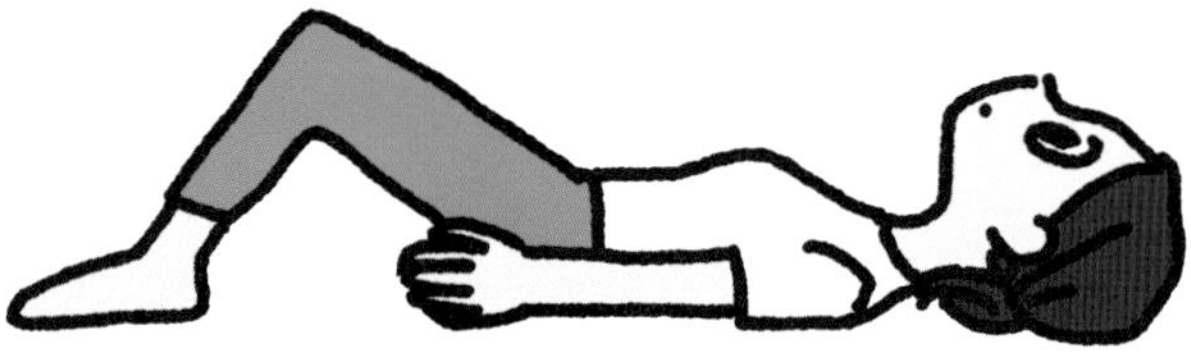

STEP 3 お尻を床から上げ、20〜30秒キープ

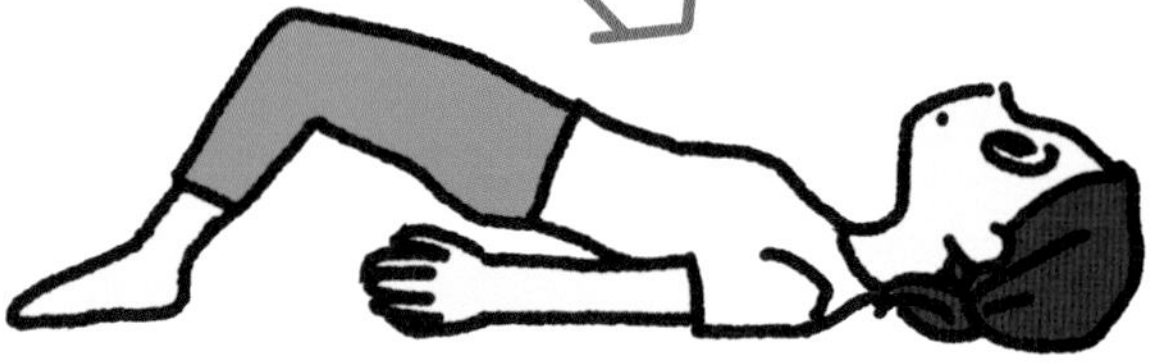

肩からひざまでが斜め一直線になるようにゆっくりとお尻を持ち上げ20〜30秒キープ。その後ゆっくりと下ろします。その際、息を止めないように注意してください。

STEP 4 足を直角に上げる

続いて両腕を肩の高さで真横に開いて、両足を90度の角度になるようにそろえて上げます。

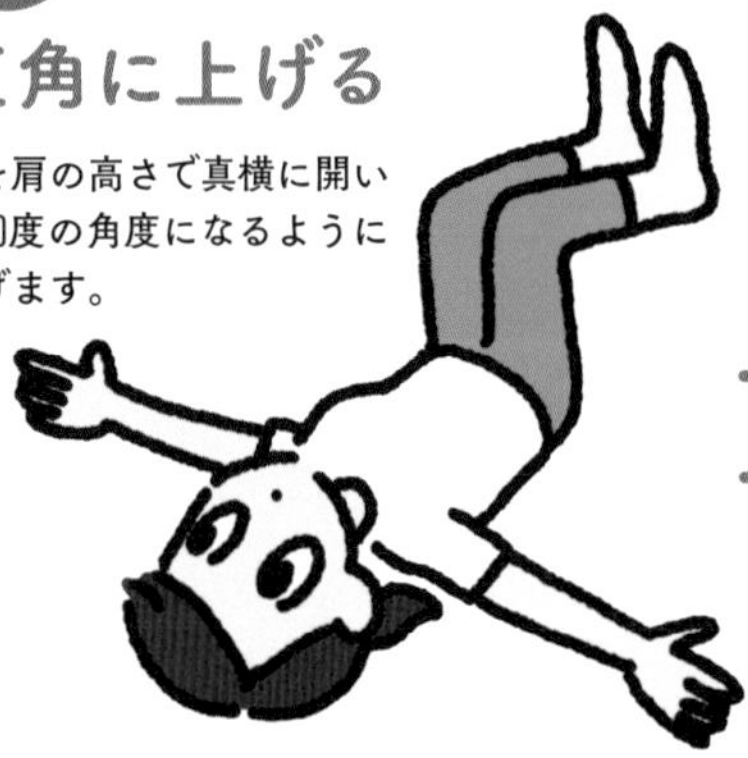

STEP 5 腰をひねってひざを床につける

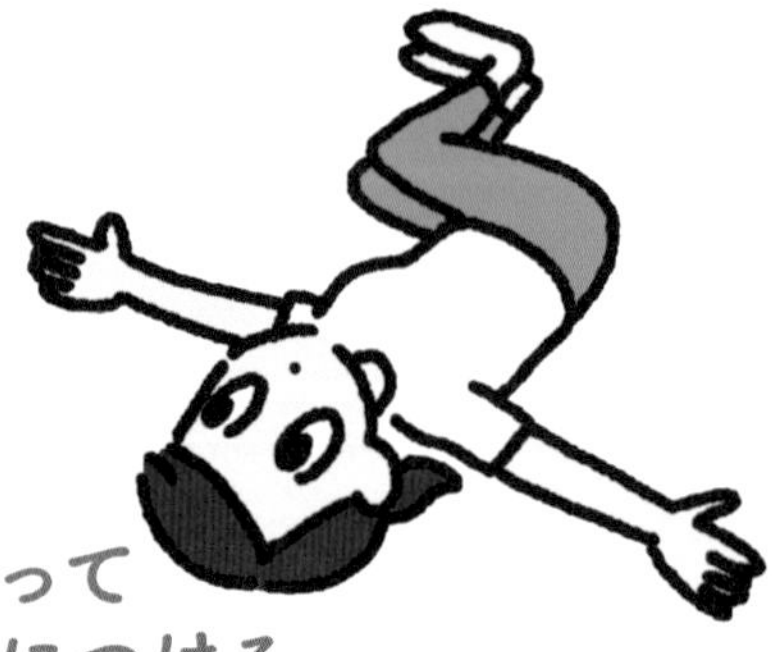

上体は上を向いたまま、下半身だけひねって15秒キープ。足を4の状態に戻し、続いて反対側に倒して15秒キープします。

歯みがき

日本人に一番多い細菌の感染症は歯周病 口腔内だけでなく、血圧にも影響が

現在日本の歯周病患者は約398万人。45歳以上の2人に1人が歯周病といわれています。近年では、歯周病は口の中だけの病気ではなく、全身病とも密接に関係していることが明らかに。恐ろしいことに歯周病菌が、動脈の内皮細胞に入り込んで慢性炎症を引き起こし、動脈硬化や高血圧を誘発することもわかってきています。

歯周病セルフチェック

- ☑ 歯みがき時に出血する
- ☑ 朝起きた時に口がネバつく
- ☑ 口臭が気になる
- ☑ 歯肉が赤くぷっくりと腫れている
- ☑ 歯と歯の間に隙間ができてきた

歯周病が高血圧の引き金になるメカニズム

1 バクテリアの侵入

歯周病は歯と歯茎の間の溝、歯周ポケットに細菌が入り込むことで起こる慢性感染症です。まずバクテリアが侵入します。

2 炎症の始まり

歯周病菌に感染するとマスト細胞と呼ばれる免疫細胞から炎症物質が放出され、歯茎が炎症を起こします。

3 炎症が拡大

炎症を起こしている細胞から周囲の細胞にも影響を与えるサイトカイン（情報伝達物質）が放出され、炎症が拡大します。

4 血管や体内に影響

炎症が波及して血管のまわりにマクロファージが集まり、血管の内皮にも炎症が発生。内皮細胞が傷つきます。

5 血管拡張作用の低下

内皮細胞が傷ついた血管は、血管拡張作用が低下。血流に合わせて血管を広げることができずに血圧に影響を与えます。

6 全身の血管が炎症

歯周病菌が血管内に侵入して全身を巡るため、放置していると全身の血管が炎症し、血圧がますます上昇します。

高血圧に!

8 睡眠時間は適度に！がキホン

睡眠は、体を休めるだけでなく、私たちを構成する60兆個の細胞の再生・修復タイムでもあります。睡眠の質が落ちてしまうと、いろいろ不具合が出てきてしまうのは当然です。

短時間睡眠と寝だめ睡眠。どちらも血圧は高くなりがち

忙しい現代人は、ついつい睡眠時間を削ってしまいがちですが、睡眠は心身の健康を維持するために欠かせません。通常睡眠中は1日の中でももっとも血圧が低く、副交感神経優位の状態です。しかし睡眠時間が少ない日が続いてしまうと、交感神経が高止まりとなってしまい、交感神経の刺激で分泌されるアドレナリンなどのホルモン分泌が増加します。当然、血圧が十分に下がらないまま朝を迎えてしまいます。いわゆる血圧の24時間フル稼働状態となってしまうため、体に負担をかけるのです。

一方、短時間睡眠と同様、寝だめも体への負担が大きいことがわかってきています。実際に7時間以内の睡眠と8時間以上の睡眠を比較した研究では、8時間以上のほうが血圧が高くなる傾向に。血圧は体内時計に応じて上下するために、そのリズムを崩さない、7時間前後の適度な睡眠が理想的です。

40歳を過ぎたら、寝だめ睡眠は控えて7時間程度に

40歳未満では、睡眠時間が8時間以上の人のほうが高血圧の割合が低くなっています。しかし40歳以上になると、7時間以内の人よりも、8時間以上の人のほうが、高血圧の割合が急増していることがわかりました。

		7時間以内の睡眠	8時間以上の睡眠
40歳以上	高血圧	41.4%	50.2%
	非高血圧	31.5%	46.1%
40歳未満	高血圧	58.1%	49.8%
	非高血圧	38.5%	53.9%

睡眠前のルーティンで血圧コントロール

呼吸法

寝る前の20分間は意識してゆっくり呼吸で副交感神経をUP

睡眠不足は、交感神経を刺激して血圧を上げてしまいます。また睡眠不足が続くとイライラしたり気持ちが不安定になりますが、これには睡眠中に分泌され、精神安定作用のあるメラトニンというホルモンが関係してきます。質の高い睡眠は、血圧コントロールはもちろん、心身の健康や安定のために必要不可欠です。しかし睡眠をとろうと思っても、なかなか寝つけないという人もいるでしょう。そんな時は就寝時に「ゆっくり呼吸」を心がけてみてください。

睡眠前の副交感神経アップ呼吸法

一般的に安静時の呼吸は1分間に12～15回だといわれています。寝つきが悪い人や興奮してなかなか寝つけない時は、意識的に呼吸をゆっくり行うことで副交感神経を優位にし、入眠効果を高めましょう。この呼吸法を約20分行うと血圧の最高値は、平均5.2mmHg下がり、不眠症の場合でも、寝つきまでに平均10分、通常の3倍も早く寝つけるようになったという研究結果も報告されています。
寝つけない時などに、1分間に6回のゆっくりとした呼吸を気持ちが落ち着いてくるまで続けます。

水分

寝る前と起き抜けのグラス1杯の水を習慣化しよう

本来ならば睡眠中は血圧が下がり、1日の中で一番低い状態のはずです。しかし体が水分不足だと、血液の粘度が上がるため血流が滞り、血圧が下がりにくくなってしまいます。とくに睡眠中は皮膚の表面からコップ1杯ほどの水分が排出されるといわれていることから、サラサラ血液をキープするためにも、寝る前と起き抜けの水分補給は大切です。その際必ずゆっくりと。一気飲みは血圧を上げる原因にもなってしまうため要注意です。また寒い冬は、水より白湯をおすすめします。

高血圧 Report 6

朝起きても疲れが抜けていない人は、睡眠時無呼吸症候群になっている可能性が

睡眠中は、脳を休ませるための深い眠りである「ノンレム睡眠」と、記憶の固定や整理を行う浅めの睡眠の「レム睡眠」が交互にやってきます。通常は全体の75～80%がノンレム睡眠ですが、高血圧や肥満の人に多い睡眠時無呼吸症候群だと、ノンレム睡眠の時間が短縮。さらに血圧が高くなるとノンレム睡眠の質が低下してしまうという報告も。いくら寝ても疲れが取れない人は、無呼吸症候群や夜間高血圧（14ページ参照）を疑ってみるべきかもしれません。

寝姿勢

血圧を上げないためには横向き姿勢が◎!

「眠りが浅く途中で目が覚めてしまい、朝までぐっすり熟睡できない」なんてことはありませんか？ 熟睡できないのは、本来下がるはずの交感神経が下がっていないから。理由はいろいろ考えられますが、そのひとつが寝る時の姿勢です。実は一般的に多いあお向け姿勢では、空気の通り道である気道が閉塞しがちになり、呼吸が浅くなることで交感神経が刺激されてしまうのです。気道をしっかり確保するには、横向き寝がおすすめ。枕の高さも重要です。

寝姿勢による睡眠中の血圧変化

あお向け寝と横向き寝を比べた場合、横向きではとくに日中の脈拍が低減し、体が疲れにくい状態になっていることがわかります。

	あお向け寝	横向き寝
血圧：上（睡眠中）	115.8	109.3
血圧：下（睡眠中）	66.8	69.1
日中の脈拍	64.8	62.3

✕NG

一般的なあお向けは睡眠が浅くなりがち

あお向け姿勢で高い枕を使ってしまうと、あごが落ちて気道を狭めてしまうため呼吸が浅くなります。最悪の場合は、舌が気道を塞ぎ、睡眠時無呼吸症候群となることも。

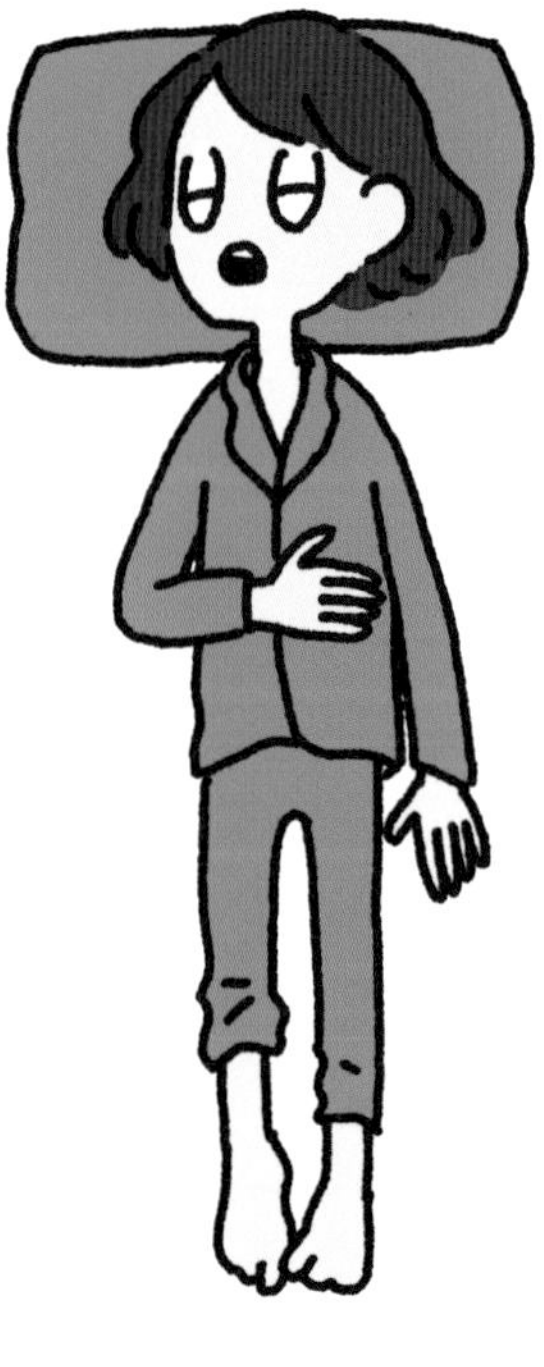

○OK

気道確保ができる横向き寝でぐっすり

横向き寝だと気道が確保されるためラクに呼吸ができ熟睡できます。枕の高さは、鼻から胸までが平行になる高さのものが◎。気道を狭める高い枕は避けましょう。

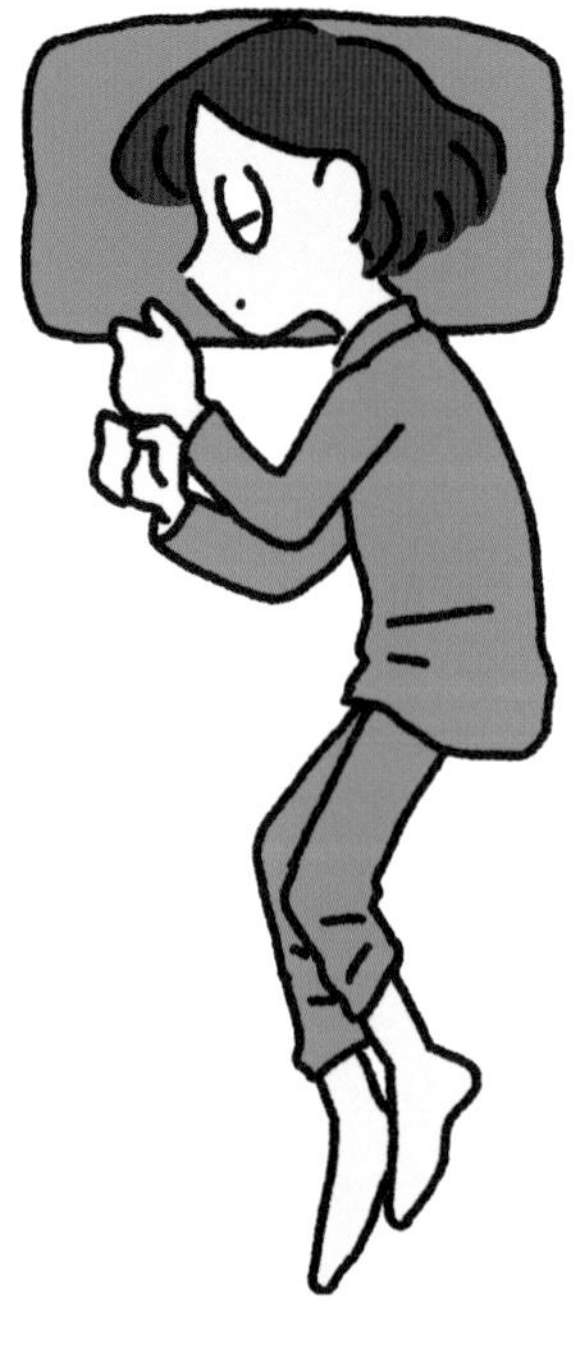

むくみリセットポーズ

おやすみ前に下半身の血流を促して血圧リセット

オフィスワークやリモートワークで、日中は座りっぱなし。さらに塩分たっぷりの食事で夕方には足がむくんでパンパン……なんてこと、ありませんか。そんな日には、就寝前に、足とお尻のストレッチでむくみをリセット。下半身の血流を促すことでNOを産生しながら睡眠前の血圧を下げる方向に導きましょう。このリセットポーズでは脊髄を効果的に刺激できるために、排尿もスムーズになり、塩分を体外に排出できます。

STEP 1 うつぶせになり両手を上げる

足はラクな幅に開いてうつぶせになり、床をこするようにしながら両腕を頭上に上げていきます。

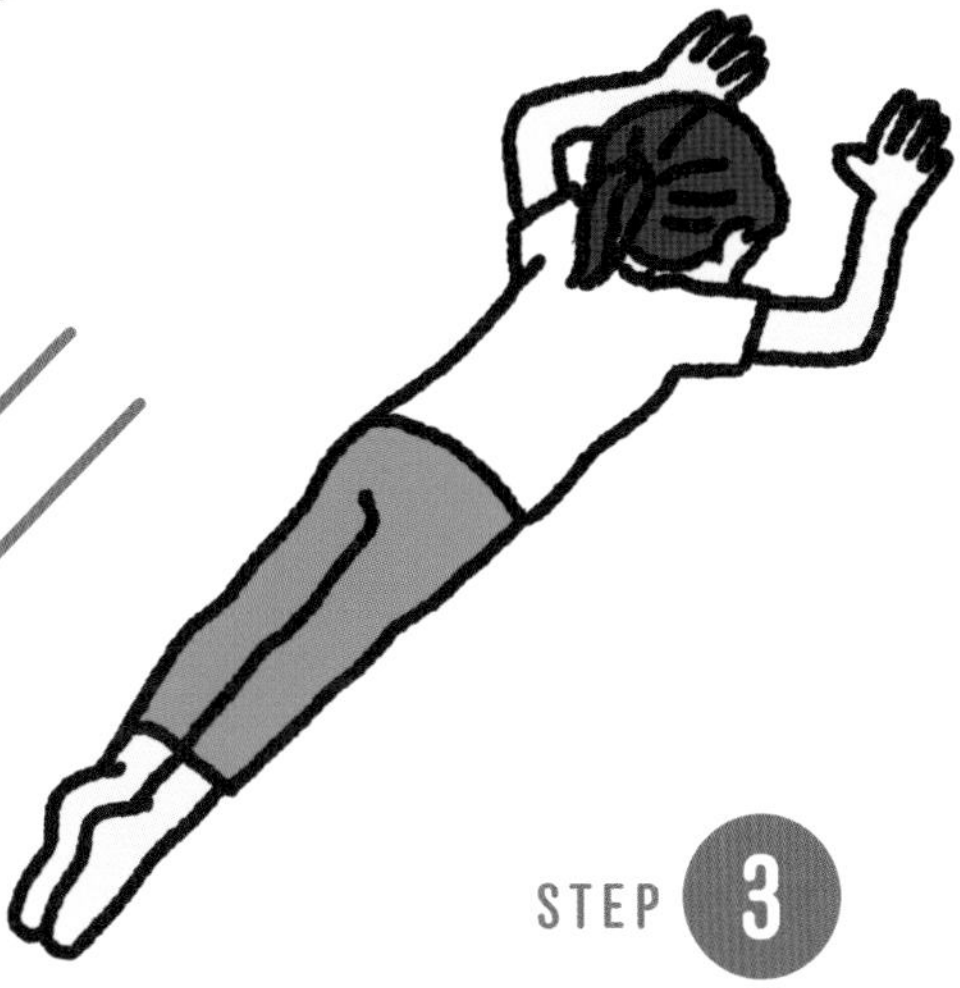

STEP 2 ひじを支えにして上体を起こす

息を吸いながら、ひじを支えにして肩甲骨を寄せるようにして上体を起こします。ひざから下の足を上げ10秒キープ。

STEP 3 足を下ろして息を吐き出す

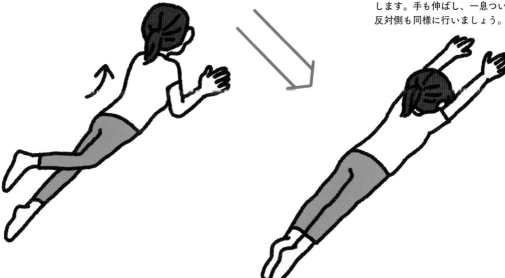

息を吐きながら足をゆっくりと下ろします。手も伸ばし、一息ついたら反対側も同様に行いましょう。

9 アルコールと上手につきあう方法

血圧コントロールのためにはアルコールは厳禁でしょうか？ 実は、適度な量であれば、血管を広げ血圧が低下します。しかし適量以上だと上昇。禁酒までは必要ないですが。

適量のアルコールはNOを産生 しかし飲みすぎは内皮細胞を傷つける

アルコールを飲むとすぐに血圧が上がるイメージがありませんか？ 実は、アルコールの作用はとても不思議で、血管を収縮させて血圧を上げることもあれば、反対に血管を拡張させて下げる場合もあるのです。

一般的に、アルコールを飲み始めると一時的にですが血圧が少し下がります。しかし量を飲んでしまうと血圧は上がり始めます。さらに飲酒を習慣にしてしまうと、交感神経が優位な状態が続くことで、結果、高血圧に。実際、多くの研究から日々の飲酒量が多いほど血圧の平均値が上がり、高血圧リスクが上がることがわかってきています。

また適度なアルコールはNOの産生を促しますが、多量の飲酒では、血中の水分量が増え、逆にNOを産生する内皮細胞を傷つけてしまう可能性も指摘されています。次ページのように全身に影響を与えるので、適度な飲酒を心がけましょう。

適度な飲酒とはどれくらい…？

厚生労働省が推進する国民健康づくり運動「健康日本21」によると、「適度な飲酒量」は、1日平均純アルコールで約20g程度とされています。これは、日本酒だと1合(180mℓ)、ビールはロング缶1本(500mℓ)、ワインはグラス2杯弱(200mℓ)、チューハイだと7%で1缶(350mℓ)、ウイスキーだとダブル1杯（60mℓ）程度です。適度に楽しく飲んで、血圧上昇リスクを防ぎましょう。

お酒別 1日の適度な飲酒量

ビール（5%）	ロング缶1本（500mℓ）
日本酒	1合（180mℓ）
ワイン	グラス2杯（200mℓ）
チューハイ（7%）	1缶（350mℓ）
ウイスキー	ショットグラス2杯（60mℓ）

アルコールを飲むと体に起きること

アルコールは、肝臓により酢酸に分解され、最後は体外へ

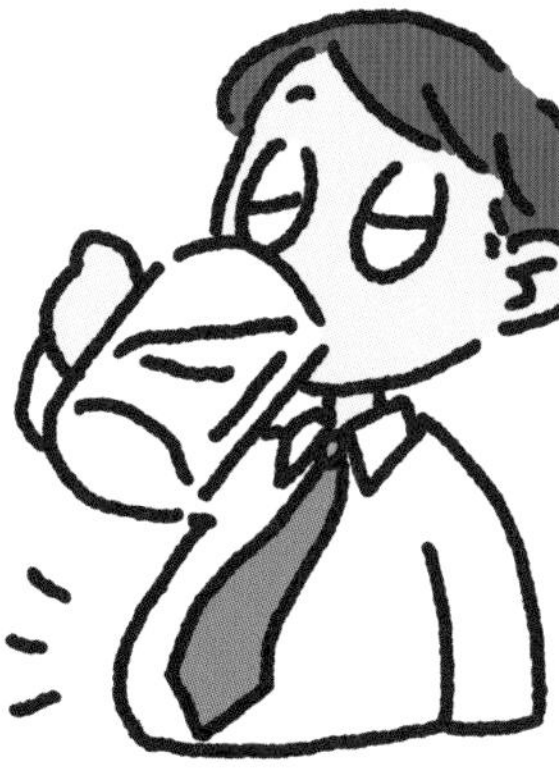

口から入ったアルコールは胃から20%、小腸から80%が吸収され、その後、血液に溶け込んで肝臓に送られ酢酸と水に分解されます。その後、酢酸は血液を通って全身を巡るうちに水と炭酸ガスに分解され、最終的には主に尿として体の外に排出されます。
もしも、連日、過度なアルコールを飲むと、血液を通して全身の臓器に負担をかけてしまうことになります。適度にたしなみましょう。

心臓

お酒を飲むと交感神経が優位になり、拍動が速くなります。

脳

適度な量ならばストレスホルモン・コルチゾールの産生を抑制する効果も。

胃

口から入ったアルコールの約20%が胃から吸収され血中へ溶け込みます。

肺

拍動が速くなり交感神経が優位になることで呼吸が浅くなります。

腎臓

体にとって異物であるアルコールを尿として排出するために働きます。

腸

口から入ったアルコールの約80%は小腸で吸収され血液へ溶け込みます。

肝臓

口から入ったアルコールは胃から20%、小腸から80%が吸収され、その後、血液に溶け込んでほとんどが肝臓に送られ処理されます。肝臓では、まずアセトアルデヒドという有害物質に分解され、さらに無害な酢酸と水へと分解されます。

CHECK!

血圧の上昇を防ぐには、ゆっくり時間をかけて飲むことが大事

血圧上昇原因のひとつが腎臓への負担です。お酒には利尿作用があり、例えばビールを1ℓ飲むと、アルコールを分解するのに1.1ℓの水が必要だといわれています。そのため腎臓はフル稼働。血圧を上げないためには適量の飲酒であることに加え、アルコールと同量以上の水もしくは炭酸水と合わせて飲むこと。アルコールを素早く体外に排出できるようにしましょう。

10 その他の注意すべきファクター

血圧を上げるファクターはさまざまあります。ご説明できなかった中から主なものの理由をまとめました。高血圧の人はできるだけ血圧上昇因子を避けることが大切です。

喫煙

禁煙は、高血圧治療の絶対条件!

たばこに含まれるニコチンは、血管を収縮させて動脈硬化をもたらし血圧を上げてしまいます。せっかく本誌で紹介している血圧コントロールの対策をしても、たばこを吸ってしまったら台無しになります。たばこは、肺がんや肺疾患の原因となるだけでなく、脳卒中や心筋梗塞の危険因子でもあるため、高血圧の治療においては禁煙は絶対条件なのです。

花粉症

花粉症による鼻づまりにより睡眠時に血圧が上昇

鼻腔内に入ってきたスギなどの花粉に対する免疫反応により、鼻水や鼻づまり、目のかゆみが起きる花粉症。とくに鼻づまりが深刻化すると、睡眠時に酸素不足となり、睡眠が浅くなりがちです。
そのため交感神経が刺激され、花粉症のシーズンとなると血圧が上がりやすいのです。花粉の時期はアレルギー薬で、しっかりケアをしてください。

高血圧 Report 7

血管の本来の寿命は120歳

高血圧は「病的老化」を加速させる代表選手

血管は年を重ねるごとに老化します。トラブルなく重ねる「正常老化」では、血管の寿命はおおよそ120歳程度あるのではないかと予想されています。しかし高血圧や高血糖、脂質異常症などを引き寄せる生活習慣を続けてしまうと、血管の寿命は急速に縮まることに。これを「病的老化」といいます。血圧コントロールは、血圧を下げるだけでなく、この病的老化を食い止めるために有効です。血圧コントロールで血圧を下げ、血管の若さも取り戻しましょう。

短気（怒り）

怒りはなるべく抑えて心に余裕を持って

怒ると交感神経が活性化、アドレナリンやノルアドレナリンという血圧を上げるホルモンが一気に分泌され、血圧や心拍数が急激に高くなっていきます。例えば正常血圧の人でも、怒ると上の血圧が200mmHgを超え、心拍数が130を超えてしまうことが珍しくありません。一時的な怒りならばあまり問題はありませんが、常にイライラしたり、怒りの感情を持ち続けていると、血圧が高止まりしてしまい、脳梗塞や心筋梗塞などの血管事故のリスクが高くなるためとてもキケンです。

性格的に短気だったり、せっかち、攻撃的な人は、ストレスを感じることが多く血圧が上がりやすい性格といえます。

固い食べ物

高血圧の人は、固い食べ物はほどほどに

噛む力によって血圧が変わることをご存じですか？　ある実験によると、固さの異なるガムを噛んだ場合、ガムが固いほど血圧と脈拍が高くなったそうです。さらにホルモンの変化を調べたところ交感神経を刺激して血圧を上げる、アドレナリンやノルアドレナリンの分泌量もガムが固いほど多くなることもわかりました。

正常血圧の人だと、噛む力が強いと血圧、脈拍が上がり、脳への血液も増加します。しかし高血圧だと血圧と脈拍は上がるものの、脳への血液はあまり増えません。高血圧や動脈硬化の心配がある人は、固いものを噛むのはほどほどにしたほうがよさそうです。

入浴しない生活

湯船につからないのは大きなマイナスに

忙しいからといってシャワーだけですませるのは、血圧コントロールにとっては大きなマイナスです。入浴の効果は清潔に保つためだけではありません。しっかり湯船につかることで、全身の血流を改善しながらNO産生も促します。

また疲れているときこそ湯船につかることで手早く疲労回復も可能に。ぬるめのお湯にゆっくりつかるだけでストレスによって優位になっていた交感神経から副交感神経へとシフトできます。さらに睡眠の1～2時間前の入浴は入眠効果を高めることもわかっています。お湯の温度は39～41℃で約20分間。湯船につかる習慣をつけるようにしましょう。

スナック菓子・お茶漬けのり

原材料チェックで「甘草」入りには注意を

スナック菓子やお茶漬けのり、ふりかけなどを習慣的に食べ続けると高血圧を招く可能性があります。これらに含まれる塩分もさることながら、甘味料として入っている甘草が要注意です。

甘草は鎮痛・解毒効果のある漢方の生薬としても有名で、体によいイメージがありますが、残念ながら血圧にとってはマイナスに働きます。実は体の中にある塩分を溜め込むように働くホルモン「コルチゾール（ストレスホルモン）」を増加させる作用があるのです。このため、塩分の尿への排泄が抑制されます。甘草は多くのスナック菓子やふりかけ類に含まれているので注意しましょう。

Medical
高血圧の治療

薬を飲み始めても 薬なしに戻れる

治療を開始すると一生、薬を飲み続けることになるというのは誤解です。高血圧は病気ですから、ひどくなれば治療が必要。そのゴールは薬に頼らず健康的な日々を送ることです。

原因をリセットすれば 必ず、薬に頼らない生活が手に入る

もともと高血圧の治療は、脳や心臓などの病気に対するリスクファクター（危険因子）として、「管理する」ことを主目的に行われてきました。血圧が高ければ動脈硬化を誘発し、その先にある脳梗塞や心不全や心筋梗塞、腎不全などの合併症を引き起こすために、血圧コントロールはとても重要だからです。

しかし、その結果、「血圧数値を下げさえすればＯＫ」という治療も多く行われており、また患者側も、「血圧の数値」しか気にされていない方がほとんどのような気がします。

しかし私の専門である内分泌（ホルモン）の観点から見ると、高血圧は、ホルモンの異常やホメオスタシス（恒常性）に狂いが生じ、それが顕在化したものであると考えられます。病気の危険因子というより、高血圧そのものが病気なのです。そのため薬で強引に血圧を下げたとしても、根本原因をそのままにしていては、本当の治療になりません。よって、私は薬を不要にすることを究極のゴールとして治療計画を立てています。

まず個人個人の血圧や血管の状態、そしてホルモンプロフィールを評価したうえで、それらを是正するための戦略（食事・運動・嗜好・生活習慣）を立てるという、いわゆるオーダーメイド治療です。もちろん症状に応じて投薬も行いますが、生活習慣の改善にどこまで本人が取り組めるかの姿勢が、まずはとても重要なのです。

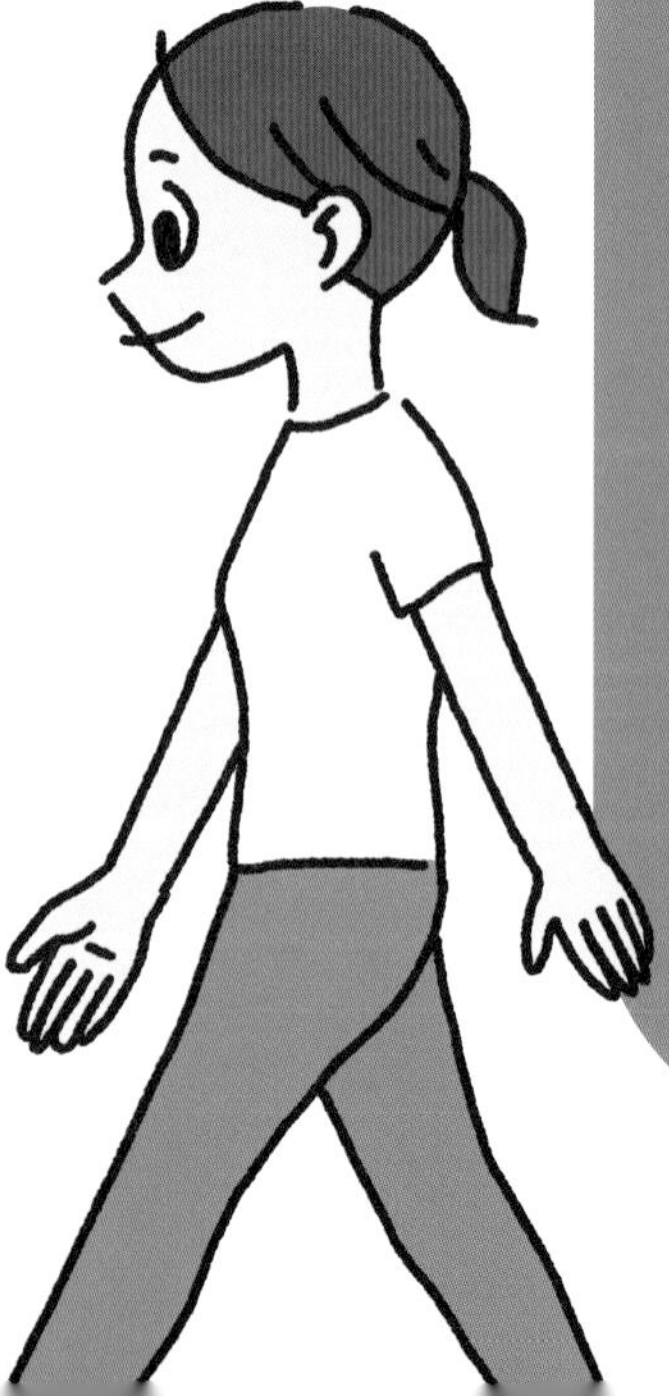

高血圧治療の検査フローチャート

問診

まずヒアリングで患者さんの基本情報を収集します。

- 現在の症状
- 薬剤歴
- 既往歴
- 生活習慣
- 家族の病歴
- 生活環境

診察

診察して、現在の体の状態を把握します。

- 血圧測定
- 視診
- 聴診
- 触診

肥満度チェック

体重測定だけでなく、内臓肥満型か皮下脂肪肥満型なのかのチェックも行います。

尿検査&血液検査

尿たんぱく、尿pHやコレステロール、血糖、クレアチニンなどに加え、二次性高血圧が疑われる場合は、ホルモン異常についても詳しく調べていきます。

高血圧の原因精査

本態性高血圧

二次性高血圧

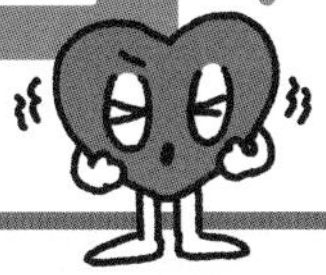

合併症の評価と動脈硬化スクリーニングなど

- CT
- MRI
- 超音波など

治療

- 降圧薬による治療
- 合併症の治療
- 二次性高血圧の場合は、その原因の治療
- 生活習慣の改善指導による治療

参考文献と資料

- 『食べ方、座り方、眠り方で下がる！ 血圧リセット術』
（市原淳弘　著／世界文化社）
- 『「治せる高血圧」を見逃すな！ カギは、ホルモンだった！』
（市原淳弘　著／学研プラス）
- 『ぜんぶわかる心臓・血管の事典』（古川哲史　監修／成美堂出版）
- 『カラーアトラス　からだの構造と機能―日常生活行動を支える身体システム』
（小板橋喜久代　編　著／学研メディカル秀潤社）
- 一般社団法人Jミルク
牛乳は、高血圧が招くリスクから あなたをしっかり守ります！
https://www.j-milk.jp/knowledge/healthcare/berohe000000em4u.html
- スポーツ庁WEBマガジン
日本人の座位時間は世界最長「7」時間！

座りすぎが健康リスクを高める あなたは大丈夫？その対策とは…

https://sports.go.jp/special/value-sports/7.html
- 産経新聞　2019.06.27　日本人は世界一「座りすぎ」？
https://www.sankei.com/life/news/190627/lif1906270023-n1.html
- 日本臨床内科医会　https://www.japha.jp/general/byoki/hbp.html
- 特定非営利活動法人日本高血圧学会　一般向け
「高血圧治療ガイドライン 2019」解説冊子
https://www.jpnsh.jp/data/jsh2019_gen.pdf
- 日本高血圧学会 高血圧治療ガイドライン作成委員会　一般向け
「高血圧治療ガイドライン」解説冊子
https://www.jpnsh.jp/data/jsh2014/jsh2014_gen.pdf
- 時事メディカル　血圧のはかりかた
https://medical.jiji.com/medical/018-0003-99
- 東邦大学メディアネットセンター　バーチャルラボラトリ
薬学部薬物学教室　田中 光　行方 衣由紀　濵口正悟
https://www.mnc.toho-u.ac.jp/v-lab/shinkin/circulatory/circl-1-1.html
- TERUMO 血圧ってなあに？　[監修] 島本 和明 日本医療大学 総長
https://www.terumo.co.jp/consumer/guide/symptom/hypertension/pdf/ketsuatsu_about.pdf
- 財団法人　日本心臓財団　血圧とレニン・アンジオテンシン系
https://www.jhf.or.jp/publish/heartnews/vol48.html
- 日本成人病予防協会　ストレスについて ― 体との関係 ―
https://www.japa.org/mental_health/stress/body.html
- サワイ製薬　サワイ健康推進課　あなたの血管年齢はいくつ？
https://kenko.sawai.co.jp/healthy/201702.html
- 公益財団法人塩事業センター　体内の塩
https://www.shiojigyo.com/siohyakka/about/human/inside.html
- OMRON vol.54　歯周病が引き起こす全身病
https://www.healthcare.omron.co.jp/resource/column/topics/54.html
- yomiDr.　あなたの血管年齢はいくつ？
https://yomidr.yomiuri.co.jp/article/20170525-OYTET50011/

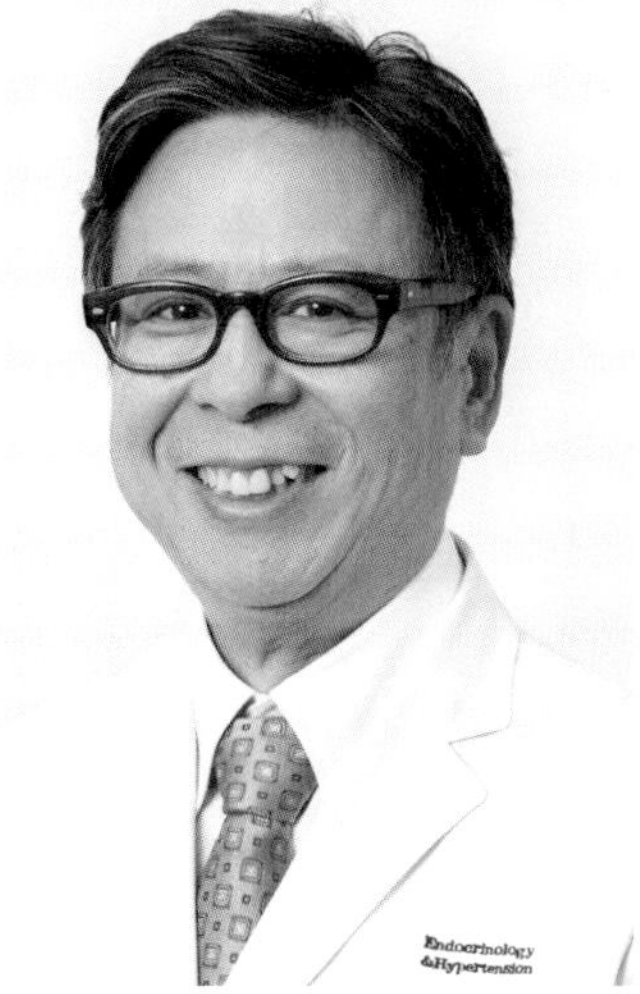

市原淳弘
いちはらあつひろ

医師・医学博士。

2011年より東京女子医科大学内分泌内科学講座教授・講座主任。

専門は内分泌疾患全般および高血圧診療で、特にホルモン異常による高血圧、妊娠に関連した高血圧、閉経期以降の高血圧など。

著書に、『食べ方、座り方、眠り方で下がる! 血圧リセット術』(世界文化社)、『「治せる高血圧」を見逃すな! カギは、ホルモンだった!』(学研プラス) などがある。また、『林修の今でしょ!講座』、『健康カプセル!ゲンキの時間』など、テレビ出演も多数。

略歴

昭和61年	慶應義塾大学医学部を卒業
平成7年	米国Tulane大学医学部生理学教室 リサーチフェロー
平成9年	米国Tulane大学医学部生理学教室 講師
平成19年	慶應義塾大学医学部 抗加齢内分泌学講座　講師
平成21年	慶應義塾大学医学部 抗加齢内分泌学講座　准教授
平成23年	東京女子医科大学 内科学（第二）講座　主任教授
平成30年	東京女子医科大学 内分泌内科学講座　教授・講座主任（名称変更）、現在に至る。

臨床資格

日本内科学会専門医・指導医、日本高血圧学会専門医・指導医・特別正会員、日本内分泌学会内分泌代謝科（内科）専門医・指導医など

所属学会

日本内科学会評議員、日本高血圧学会理事・評議員、日本内分泌学会評議員・関東甲信越支部幹事、日本動脈硬化学会評議員、日本心血管内分泌代謝学会理事・評議員、日本妊娠高血圧学会副理事長、日本母性内科学会理事、日本臨床分子医学会監事・評議員など

STAFF

デザイン	細山田光宣 木寺 梓 長坂 凪（細山田デザイン事務所）
イラスト	徳永明子
校正	麦秋アートセンター
編集	和田麻夕子 大矢麻利子（KADOKAWA）

ビジュアル解《かい》説《せつ》でわかる!

薬《くすり》に頼《たよ》らず
7日《か》で血《けっ》管《かん》を変《か》えて
血《けつ》圧《あつ》は下《さ》げられる

2021年3月19日　初版発行
2024年4月25日　 4 版発行

著者／市《いち》原《はら》 淳《あつ》弘《ひろ》

発行者／山下 直久

発行／株式会社KADOKAWA
〒102-8177　東京都千代田区富士見2-13-3
電話　0570-002-301(ナビダイヤル)

印刷所／TOPPAN株式会社

●お問い合わせ
https://www.kadokawa.co.jp/（「お問い合わせ」へお進みください）
※内容によっては、お答えできない場合があります。
※サポートは日本国内のみとさせていただきます。
※Japanese text only

定価はカバーに表示してあります。

ISBN978-4-04-896946-8 C0047